小児版臓器提供ハンドブック

・監 修・

令和元年度厚生労働科学研究費補助金移植医療基盤整備研究事業
「小児からの臓器提供に必要な体制整備に資する教育プログラムの開発」研究班

へるす出版

巻 頭 言

　欧米先進国に比較して，本邦では脳死下臓器提供者が少ないことがしばしば指摘されていますが，小児の脳死下臓器提供においては，その数はさらに少ないのが現状です。本邦で脳死下臓器提供が少ない理由としては，人的・時間的負担を背景として脳死患者家族への臓器提供に関する情報提供（いわゆる選択肢提示）が積極的に行われていないことなど，さまざまな要因が指摘されていますが，小児の脳死下臓器提供ではさらに複雑な課題が存在すると考えています。例えば，18歳未満の脳死下臓器提供時には虐待の有無を判断しなければならず，また，こころのケアを含めた親や家族への対応など，小児特有の諸問題に対して，解決策を見出す必要があります。そのためには，標準的な方法を提示すると当時に，その応用としての個別の対応も示すことが求められています。

　このような難題を解決するために，平成30年度から令和2年度の3年にわたり，厚生労働科学研究費補助金移植医療基盤整備研究事業「小児からの臓器提供に必要な体制整備に資する教育プログラムの開発」研究班が組織されました。この研究班は荒木尚先生が研究代表者となり，多くの知見や経験を有する先生方が研究分担者をお務めになって，多くの成果物を公表してきています。本書『小児版 臓器提供ハンドブック』はその研究代表者である荒木尚先生が自ら監修をされ，研究班報告書のポイントとなる部分がとくに強調され，編集されたものです。さらに，医師だけでなく，小児の脳死下臓器提供に係るすべての職種の皆様が理解しやすいような工夫，すなわち図やイラストを多用し，またシナリオを用いた解説がなされています。目次をご覧になるとご理解いただけますが，脳死下臓器提供のみならず，小児急性期医療の終末期対応という看取りの医療という視点からも，ぜひご一読いただきたい内容です。

　このように本書は，小児の脳死下臓器提供時のさまざまな課題を丁寧に解説し，実際の脳死下臓器提供の参考になることはもちろん，家族対応や多職種連携，学校教育を含めた社会啓発活動など日常診療のなかでも大いに参考になるものです。実際，このような内容が高く評価され，日本小児科学会，日本救急医学会，日本脳神経外科学会，日本移植会議，日本移植学会，日本集中治療医学会，日本小児看護学会など計13の関連学会から編集協力をいただいています。本書は，本邦における小児脳死下臓器提供のテキストとしても位置づけられると考えています。

　脳死下臓器提供を承諾されるご家族の皆様の尊い御意思を実現するために，本書は小児脳死下臓器提供が可能な施設にとって必ずやお役に立つことを確信することを申し上げて，巻頭の挨拶とさせていただきます。

令和3年7月

横田　裕行

（日本体育大学大学院保健医療学研究科長・教援/日本医科大学名誉教授）

監修にあたって

　わが国の脳死と臓器提供の歩みを振り返るとき，小児例に関する議論が長く繰り広げられた後，2010年7月17日に「臓器の移植に関する法律の一部を改正する法律」が施行されて以降，18歳未満の小児の臓器提供は緩徐ながら増加の一途にあります。一方，現在もなお小児の脳死下臓器提供の体制整備について，とくに，小児の法的脳死判定基準とその実践，小児の臓器提供の意思の確認に関する課題，被虐待児の除外に係る組織のあり方や情報の解釈について，また悲嘆する家族に対するケアや支援の仕方など，多くの課題が指摘されています。

　平成30年度より厚生労働科学研究費補助金（移植医療基盤整備研究事業）として「小児からの臓器提供に必要な体制整備に資する教育プログラムの開発」が組織され，18歳未満の小児からの脳死下臓器提供を経験し施設名を公表した医療機関より聴き取り調査を行ってきました。その結果，初めての臓器提供が小児例であった施設も多く，誠実に提供の意思を叶えていたことが明らかとなりました。なかでももっとも強く繰り返し述べられていたことは「本人と家族の大切な意思を確かに叶える」という決意でした。本書の根底には，その理念が流れています。研究班の調査に応じてくださった先生方に，小児の脳死下臓器提供に携わった経験から実際に得られたエッセンスについてまとめていただきました。そして，その知見がより多くの医療機関で，より多くの医療従事者の方々と共有されていくことを期待して，この『小児版 臓器提供ハンドブック』は作成されました。

　I章では，小児脳死下臓器提供の流れについて，シーンごとに解説を加えました。既刊の『臓器提供ハンドブック』と合わせて活用することで，小児例に対応する際，注意すべき点がわかりやすくなるような工夫が凝らされています。さらに，小児版においても，臓器提供のすべての手続きが一つのストーリーとして読者に届けられるよう，マンガページを添えました。一つひとつのコマ割りにも，託された想いが込められています。またⅡ章では，これからの日本社会が小児の脳死下臓器提供の制度と運用を考えるとき重要な事項について，解決されるべき課題，捉えるべき視点について多くのご教唆をいただきました。小児の脳死下臓器提供の制度が成熟し，提供の意思を表示した患者さんとそのご家族に対して，提供する施設がその痛みをともにし，感謝のなかで一丸となるための一助となれば幸いに思います。

　本書編集に際しては関連学会，すなわち日本救急医学会，日本脳神経外科学会，日本小児科学会，日本麻酔科学会，日本集中治療医学会，日本臨床救急医学会，日本移植学会，日本神経救急学会，日本小児外科学会，日本小児救急医学会，日本小児看護学会，日本脳死・脳蘇生学会，日本移植会議の協力をいただきました。改めて，ここに感謝の意を表したいと思います。

　最後になりますが，本書が小児の脳死下臓器提供の体制を有する5類型施設，行政や警察，児童相談所など関連諸機関，研修医，医学生，コメディカルスタッフ，そして医療従事者でない一般の読者の皆様におかれましても，お役に立つものとなりますことを，心から祈念いたします。

令和3年7月

厚生労働科学研究費補助金移植医療基盤整備研究事業
「小児からの臓器提供に必要な体制整備に資する教育プログラムの開発」研究班

研究代表者　荒木　尚

（埼玉医科大学総合医療センター高度救命救急センター教授/
埼玉県立小児医療センター小児救命救急センター外傷診療科長）

.

監修者・編集協力学会一覧

■監　修

令和元年度厚生労働科学研究費補助金移植医療基盤整備研究事業
「小児からの臓器提供に必要な体制整備に資する教育プログラムの開発」研究班

研究代表者　　荒木　　尚
埼玉医科大学総合医療センター　高度救命救急センター　教授
埼玉県立小児医療センター　小児救命救急センター　外傷診療科長

■編集協力学会

公益社団法人　　日本小児科学会

公益社団法人　　日本麻酔科学会

一般社団法人　　日本移植会議

一般社団法人　　日本移植学会

一般社団法人　　日本救急医学会

一般社団法人　　日本集中治療医学会

一般社団法人　　日本小児看護学会

一般社団法人　　日本小児救急医学会

一般社団法人　　日本小児外科学会

一般社団法人　　日本神経救急学会

一般社団法人　　日本脳神経外科学会

一般社団法人　　日本臨床救急医学会

　　　　　　　　日本脳死・脳蘇生学会

執筆者等一覧

■執筆担当・協力者 (五十音順)

荒木　　尚　埼玉医科大学総合医療センター 高度救命救急センター
　　　　　　埼玉県立小児医療センター 小児救命救急センター

渥美　生弘　聖隷浜松病院 救命救急センター

植田　育也　埼玉県立小児医療センター 小児救命救急センター

瓜生原葉子　同志社大学 商学部/ソーシャルマーケティング研究センター

沖　　修一　荒木脳神経外科病院 脳神経外科

久保田　稔　日本医科大学付属病院 臨床検査部

里　　龍晴　長崎大学病院 小児科

佐藤　　毅　東京学芸大学附属国際中等教育学校

多田　義男　筑波大学附属中学校

多田羅竜平　大阪市立総合医療センター 緩和医療科 兼 緩和医療センター

立川　弘孝　近江八幡市立総合医療センター 救命救急センター

種市　尋宙　富山大学学術研究部医学系 小児科学

中澤奈美枝　横浜市立大学附属病院 看護部

中道　親昭　国立病院機構長崎医療センター 高度救命救急センター

名越　秀樹　都城市郡医師会病院 救急科

西山　和孝　北九州市立八幡病院 小児救急・小児総合医療センター

西山　謹吾　高知大学医学部 災害・救急医療学講座

日沼　千尋　天使大学 看護栄養学部

平川　　薫　都城市郡医師会病院 救急科 救急認定ソーシャルワーカー

別所　晶子　埼玉医科大学総合医療センター 小児科

宮　　史卓　伊勢赤十字病院 脳神経外科

横田　裕行　日本医科大学/日本体育大学大学院保健医療学研究科

目　次

Ⅰ章　シーン別解説

MEMO

患者家族

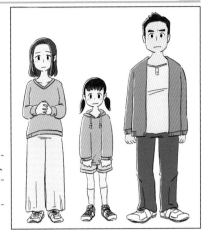

突然，子どもの終末期という困難な状況に直面。
患者・家族ケアチームによる丁寧なケア，サポート
が求められる。

主治医

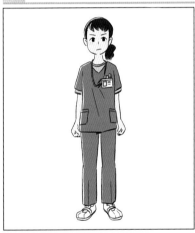

主治医として患者を担当する医師。多職種と協働し
ながら，最善の救命治療と，患者・家族のケアに努
めつつ，回復の見込みがない病状の説明などの役割
を担う。

看護師

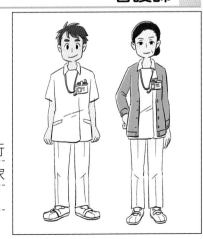

医療ケアチームの病棟看護師として診療の補助を行
うとともに，患者・家族ケアチームとして患者・家
族に寄り添い，意思決定などをサポートする。

集中治療医

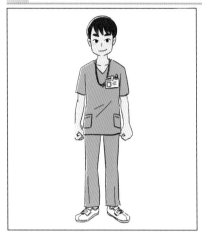

主に患者管理を担当し，救命のため最善の治療・管理を行う。臓器提供の希望があった場合には，提供を見据えた患者管理も求められる。

臨床検査技師

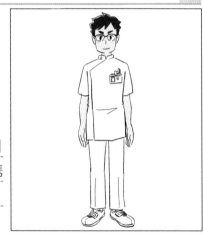

主に脳波検査の担当として，「脳死とされうる状態」の判断，および臓器提供希望後の法的脳死判定に携わる。

メディカルソーシャルワーカー（MSW）

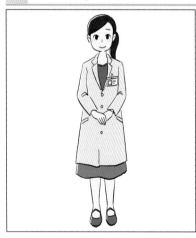

主に患者・家族ケアチームとして，患者・家族の支援を行う。MSW などとの協働は，医療スタッフの負担軽減にもつながる。

院内コーディネーター（院内 Co）

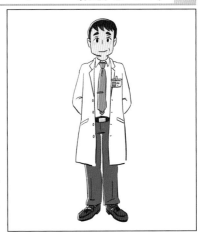

提供施設に所属し，日頃から臓器提供に係るマニュアル作成，教育，研修，啓発などを行う。

ネットワークコーディネーター（NWCo）

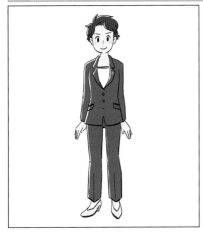

日本臓器移植ネットワーク（JOT）に所属する臓器移植コーディネーター。臓器提供希望時に来院し，家族への説明と正式な同意取得，臓器摘出に係る調整などを行う。なお，臓器提供に関して不安がある場合などには，いつでも相談することができる。

都道府県コーディネーター（都道府県 Co）

JOT の委嘱を受けて，各都道府県が設置している臓器移植コーディネーター。院内 Co や NWCo と連絡・連携をとりながら，臓器提供に係る相談・説明・調整などを行う。NWCo と同じくいつでも連絡・相談は可能であり，日頃から連携をとっておくことが望ましい。なお，正式名称は「都道府県臓器移植連絡調整者」である。

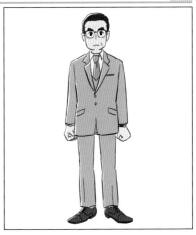

シーン別解説　目次

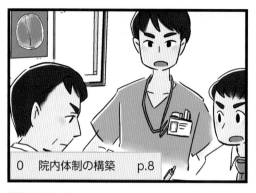
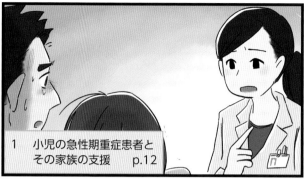
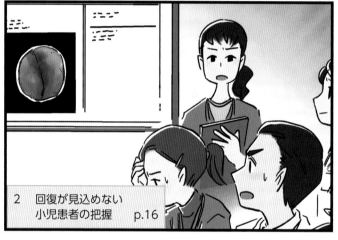
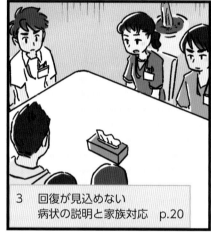
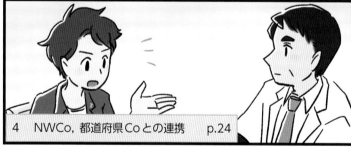
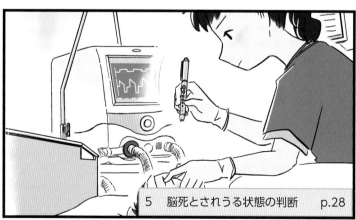
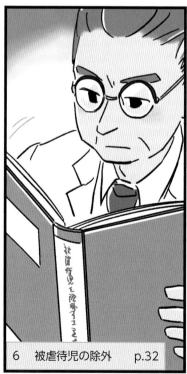

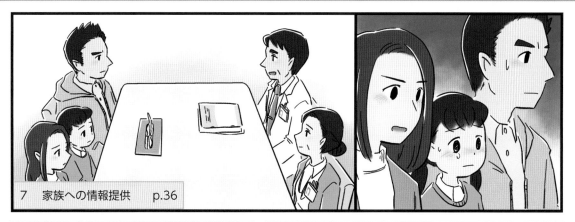

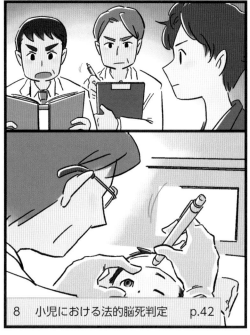

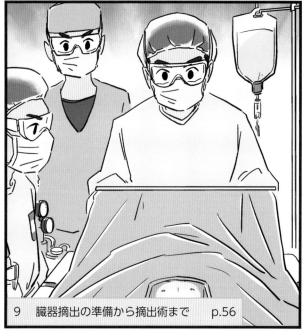

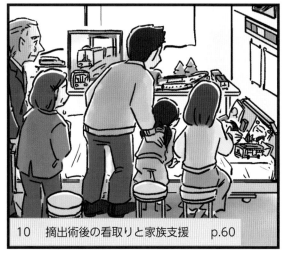

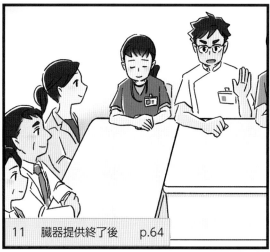

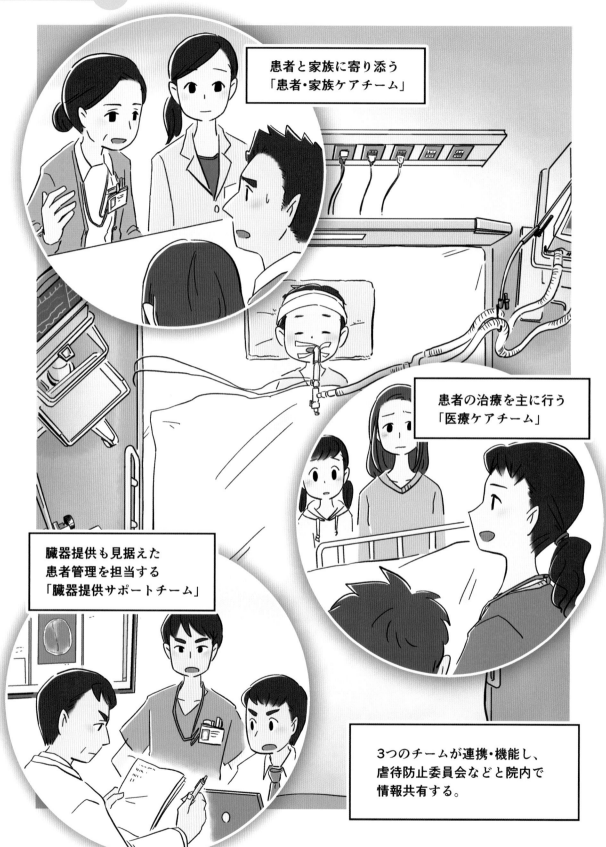

患者と家族に寄り添う
「患者・家族ケアチーム」

患者の治療を主に行う
「医療ケアチーム」

臓器提供も見据えた
患者管理を担当する
「臓器提供サポートチーム」

3つのチームが連携・機能し、
虐待防止委員会などと院内で
情報共有する。

院内体制の構築

0

主治医，看護師，臨床心理士，患者・家族ケアチーム，臓器提供サポートチーム，院内コーディネーター，事務部門，倫理委員会，虐待防止委員会など

MUST !

1. 主治医の負担が大きくならないように配慮する。
2. 患者・家族ケアチームを設置する。
3. 臓器提供サポートチームを設置する。
4. 患者情報を共有する。
5. 虐待対応に関する院内体制を確認する。

　現在，小児の臓器提供事例は，小児の脳死診断や臓器提供の経験がない施設での対応がほとんどであり，患者となる子どもの治療から臓器提供に移行する時期は，「臓器提供を希望する」という家族の意思に基づいて管理が進められる。子どもの治療と臓器保護のための管理が混在することになり，それらを同じチームで担当すると混乱をきたすため，チームを分けて対応するとよい。患者の治療を主に行う「医療ケアチーム」，子ども・家族に寄り添う「患者・家族ケアチーム」，臓器提供に必要な患者管理や検査・手続きを進める「臓器提供サポートチーム」が連携して機能できれば理想的であろう。

　小児の臓器提供は基本的に成人と同様の手順によって進められるが，院内体制のあり方は施設によってさまざまであろう。ここでは，小児の臓器提供における基本的な考え方や代表的な体制について述べる。

1　主治医の負担が大きくならないように配慮する

☑　主治医が子どもの治療に専念できる体制の整備が必要である。

☑　「脳死」あるいは「脳死とされうる状態」と判断し，治療の限界を正確に家族へ説明することは，主治医の大きな責務である。その説明は決して拙速に進めることなく，家族が主治医の説明内容を正しく理解できているかどうかを確認するなど，患者・家族ケアチームと協同して対応する。

☑　説明は繰り返し行いながら，病状の正確な情報を家族と共有し，終末期医療の選択肢の一つとして臓器提供の機会があることを紹介してもよい。

- ☑ 臓器提供の意思が確認できた場合，子どもの治療に引き続いて，臓器保護を目的とした患者管理も主治医が行うことは大きな負担となる。そのため，可能であれば臓器提供サポートチームが患者管理を行うとよい。

2 患者・家族ケアチームを設置する

- ☑ 急性期重症患者を対象とした患者・家族ケアチームの配置が必要である。
- ☑ 早期から患者＝子どもとその家族のケアを開始することで，家族の病状の理解を助け，子どもにとって最善の治療を行うことを目指していく。
- ☑ 小児患者の特殊性に注意してケアを展開する。
- ☑ 患者・家族ケアチームで得られた情報は，適宜医療ケアチーム，臓器提供サポートチームと共有する。
- ☑ 患者・家族ケアチームのメンバーは，医師（とくに小児科医），看護師，臨床心理士，院内コーディネーター，MSW などで構成するとよい。

3 臓器提供サポートチームを設置する

- ☑ 臓器提供サポートチームは，集中治療医，小児科医，院内コーディネーター，事務部門などで構成するとよい。
- ☑ 臓器提供サポートチームは，臓器提供の実施にむけた患者管理や院内対応に専念する。
- ☑ 集中治療医は患者の全身管理を担当し，主治医やメディカルコンサルタント（MC）と連携をとりながら安定化に努める。
- ☑ 事務部門は院内コーディネーターと適宜連携し，各種委員会の開催や法的脳死判定の時間調整，臓器摘出を行う場合には摘出チーム迎え入れの折衝やスケジュール管理を行う。
- ☑ 法的脳死判定の脳波検査，血液ガス分析検査，各種検査など，オーダー入力を分担することもできる。

4 患者情報を共有する

- ☑ 子どもや家族に関する情報は窓口を一本化し，諸機関との情報共有（児童相談所など）は適宜，電話や書面を使用して行う。
- ☑ 子どもの個人情報管理に配慮が必要である。カルテアクセスに履歴をつけたり，キーロックを設けるなど，十分な対応が求められる。

5　虐待対応に関する院内体制を確認する

☑　小児から臓器提供を行う施設に必要な体制が『「臓器の移植に関する法律」の運用に関する指針（ガイドライン）』に定められており，以下に示す体制がない場合は当該施設において小児からの脳死下臓器提供を行うことはできない。

　➤　虐待防止委員会等の虐待を受けた児童への対応のために必要な院内体制が整備されていること。

　➤　児童虐待の対応に関するマニュアル等が整備されていること。なお，当該マニュアルは，新たな知見の集積により更新される必要があること。

TIPS!

☑　小児例は，乳幼児期，学童期，青年期などの成長段階や家族背景といった多様な因子の影響を考えなくてはならないため，影響因子の多様性が高く，チームによる多角的なアプローチが必須である。このため，小児診療科との連携を密にし，患者の特性に応じたケアを実践することが重要である。

気をつけよう！

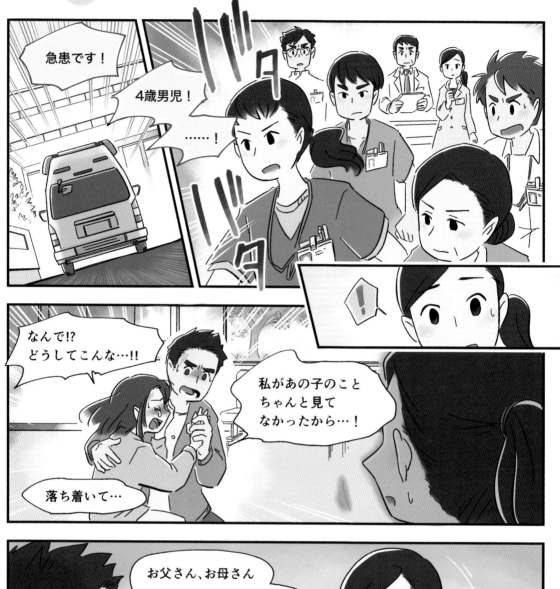

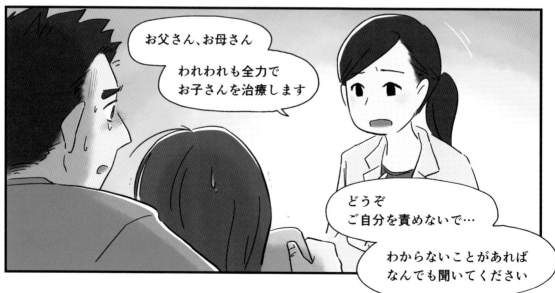

小児の急性期重症患者と
その家族の支援

患者・家族ケアチーム，主治医，看護師，臨床心理士，MSW，院内コーディネーター

MUST！

1. 家族ケア専従の担当者が早期から介入する。
2. 子どもと家族中心のケアを実践する。
3. 治療に関係ない専門職（臨床心理士や MSW など）の介入が有効なことも多い。
4. 搬送直後から退院後まで，家族への心理的サポートが必要である。

　子どもが救急車で病院に運ばれるということは，予想外の出来事で，日常のなかでの緊急事態である。子どもとその家族は，衝撃と不安の渦中に突然放り込まれる。元気であった子どもの姿と現在の子どもの姿とのギャップが大きく，家族はこころの準備もできずに，急な知らせであいまいな情報しかもっていないことがほとんどである。こころの安寧がゆらいでいるにもかかわらず，家族は子どもの代理意思決定者になることが多く，短時間で命に直結する判断を求められることになる。しばらく時間が経ってから，「なぜ，もっと早く気づかなかったのか」「あのときこうしていれば…」といった後悔の念に苛まれることも多い。

　また，緊急の場であるため子どもの治療・処置が優先され，情報や説明が行き届かないことが多く，情報を受け取る家族側にも医療的説明を十分に理解するこころのゆとりはないであろう。そのため，家族に対しては，子どもの病状や現在行われている処置の内容について，医療用語は使わずに，家族の理解度を慎重に評価しながら，ゆっくりわかりやすく，繰り返し説明を行う。

1 　家族ケア専従の担当者が早期から介入する

☑ 小児の急性期重症患者が救急搬送されてきた場合は，患者・家族ケアチームなどからできるかぎり早く家族ケア専従の担当者を決定して介入を開始し，家族が落ち着くまでそばにいる。

☑ もっとも危機的な状況に適切な介入をすることが，家族と医療スタッフやそのほかの専門職との間に信頼関係を構築するのに有用である。

☑ 小児の急性期重症患者は，救命救急センターから救急病棟，そして一般病棟へ，など，診療科・部門を越えて移動することが多い。そのため，単一の科に属さない臨床心理士や MSW など専門職の家族ケア専従担当者，あるいは院内コーディネーターが 1 人の患者に継続的にかかわる

ことも有効である。

- [ ] 家族ケア専従担当者は，家族が医師からの病状説明を理解できるようにサポートする。
- [ ] 家族は，医師や看護師に率直に意見や疑問を伝えることが困難なことも多いため，家族ケア専従担当者が家族と医療スタッフの間の窓口となることも可能である。
- [ ] 家族ケア専従担当者は，家族のニーズに応じて家族を各部署につなぐ役割も担う。

2 子どもと家族中心のケアを実践する

- [ ] 子どもの治療に携わる医療スタッフは家族とできるかぎり密にコミュニケーションをとり，家族との信頼関係を構築することが必須である。
- [ ] 危機状態にある子どもと，その家族の意向を最大限取り入れるようにする。
- [ ] 子どもの病状および亡くなる可能性について，正直かつ迅速に伝えることで，家族は意思決定までの時間を十分にとることができる。
- [ ] 混乱する家族が現実を受け入れ，今後のことを考え，話し合える心理状態かどうかを評価し，その後の支援につなげる。
- [ ] 子どもと家族にとって最善の意思決定を目指して，あらかじめ医療スタッフ間で家族に関する情報を共有しておき，家族と医療スタッフは何度でも話し合いを行う。そのとき，きょうだいが置き去りにされたり，排除されたりしないように配慮する。
- [ ] 家族内で今後について十分に話し合えるよう配慮することも重要である。

3 治療に関係ない専門職（臨床心理士や MSW など）の介入が有効なことも多い

- [ ] 医師や看護師は医療的な処置に手を取られ，家族ケアにまで手が回らないことが多い。そのため，患者・家族ケアチームが機能し，医師や看護師と治療に関係のない専門職が協同してケアにあたることが望ましい。

4 搬送直後から退院後まで，家族への心理的サポートが必要である

- [ ] 家族は，例えば以下のような心理的サポートを希望していることが多い。
    - ➡ 奇跡的な回復を願うことで，自我の均衡状態を保とうとしている家族の心情を理解してほしい。
    - ➡ 頻回にベッドサイドを訪れ，温かく思いやりのある態度で現状を説明してほしい。
    - ➡ 家族にとって居心地のよい部屋・環境を用意してほしい。
    - ➡ きょうだいも含めた親族や友人との面会を自由にさせてほしい。
    - ➡ 子どものケアに参加させてほしい。
    - ➡ 子どもと家族だけが共有する時間・場所を提供してほしい。
    - ➡ 退院後も，病院や臨床心理士などにいつでも連絡がとれるようにしてほしい。

- ☑ 小児の急性期重症患者の家族は，悲しみや怒り，自責感，不安感を覚えやすく，身体症状を呈することも多い。そのような悲嘆への対応としては，医療スタッフが「こうあるべき」といえるような正解は存在しないことを理解していることが望ましい。

- ☑ 医療スタッフ側の死生観・価値観は押しつけず，共感をもって家族の語りに耳を傾けることで，家族が落ち着いてくることも多い。家族の抑圧された悲嘆には踏み込まず，家族のニーズに合わせること，それは精神的なサポートとは限らず，情報の提供やほかの親族への連絡代行といった現実的なサポートが必要なときもあることを念頭に置いておく。

- ☑ 子どもが退院するにあたっては，子どもの経過について再度説明を受けられることを家族に伝え，病院の担当者や，フォローアップの面談を希望すれば臨床心理士など連絡先を記載したグリーフカードを渡すことも有用である。

【参考文献】
1）別所晶子：救急の場での転移/逆転移．臨床心理学 10：229-234, 2010.
2）中西健二：脳死・心停止下ドナーの家族・遺族ケア．精神科治療学 32：223-228, 2017.
3）別所晶子，他：小児の脳死下臓器提供における臨床心理士の役割．日小児会誌 125：645-650, 2021.

TIPS!

- ☑ 家族への対応方法についてできるかぎり多くの多職種で話し合うが，その話し合いをファシリテイトするのが医師であると，他職種スタッフが発言しにくくなるため，医師以外の専門職が話し合いをファシリテイトすることが望ましい。

- ☑ チャイルド・ライフ・スペシャリスト（child life specialist；CLS）によるきょうだいへの対応・支援も注目されつつある。

- ☑ 必要があれば，家族を精神科に紹介する。

気をつけよう！

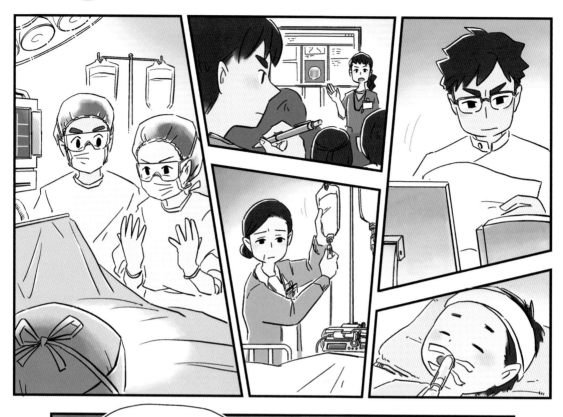

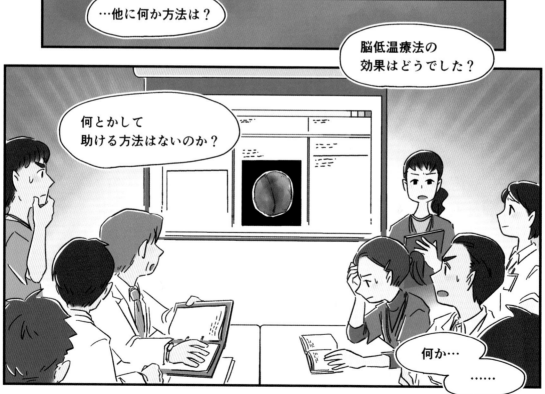

回復が見込めない小児患者の把握

主治医，集中治療医，看護師，患者・家族ケアチーム，院内コーディネーター，MSW，臓器提供サポートチーム，倫理コンサルテーションチームなど

MUST！

1. 回復が見込めないかどうかの判断は多職種を交えて行う。
2. 回復が見込めない子どもの情報を関係者間で共有する。
3. 今後の治療方針を検討する。
4. 回復が見込めない病状をふまえて家族支援を行う。

　重度意識障害の回復が見込めず，近い将来の脳死とされうる状態への移行が避けがたい時期には，子どもの治療方針や残された時間の過ごし方について改めて家族と話し合う必要が出てくる。具体的には，延命を目的とした治療を継続するのか，あるいは侵襲を伴う治療を軽減・終了するのかといった今後の治療方針に関する検討を行ったり，療養環境・場所の設定を検討したり（最大限の集中治療を行うことができる環境を優先するか，家族で穏やかに過ごす時間を優先した環境を準備するのか，など），そして，臓器提供の可能性について関係者間や家族との協議を行うなど，さまざまな課題について検討が必要であり，医療スタッフと家族が互いに協働して丁寧に意思決定を進めていくことが求められる。

　意思決定においては原則的に患者自身の事前の意向（あるいは推定意思）が重要になるが，子どもは発達段階や判断能力において年齢による違いや個人差が大きい。そのため，各々の発達段階をふまえて適切に子どもの意思を尊重しながら，子どもの最善の利益に基づいた協働の意思決定を行うことが望まれる。

1 回復が見込めないかどうかの判断は多職種を交えて行う

☑ 回復が見込めないかどうかの判断は，妥当性，適切性を慎重に検討する必要があるため，1人の医師が独断で行うべきではない。

☑ 複数の医師を含む多職種でのカンファレンスを通じて最終的に判断することが望ましい。

2　回復が見込めない子どもの情報を関係者間で共有する

☑ 回復が見込めない子どもの情報を早い段階から関係者間で共有しておくことで，今後の治療方針に関するコンセンサス形成や家族ケアの準備をより余裕をもって円滑に行いやすくなる。

3　今後の治療方針を検討する

☑ 多職種によって協議された回復が見込めないという判断に基づいて，関係者がさまざまな情報を共有しながら，今後の治療方針について再検討する。

☑ 治療方針に関する医療スタッフ間や家族との意思決定プロセスにおいて，倫理的な課題や重大な意見の不一致が生じている場合は，倫理コンサルテーションチームなどの第三者的なスタッフを含めてより慎重な協議を要することもある。

4　回復が見込めない病状をふまえて家族支援を行う

☑ 医療ケアチームは家族に対して現在の子どもの病状や今後起こり得ることを説明し，今後の治療方針について継続的に協議を行う。

☑ この時期の意思決定は，看取りのケアを含めた療養のあり方や緊急時の対応の仕方について，やり直すことのできない大切な時間をより有意義に過ごし，将来に悔いを残さないためにも，子ども本人と家族の意向に沿って実施できるように，事前のケア計画を医療スタッフと家族で共有しておくことが望ましい。

☑ 家族は子どもの回復が見込めないことへの悲嘆，これからの病状の悪化への不安を抱えながら，気を張り詰めた状態で過ごしている。不安定な精神状態のなかでさまざまな重大な意思決定を迅速に行わなければならない重圧が，よりストレスを強めることになる。そのため，患者・家族ケアチームは，家族の混乱をより少なく，心身のストレスをより軽減できるように，病状の理解・把握を支援するとともに，安心して過ごせるように心理的サポートや環境調整に配慮する。

☑ 同時に，患児のきょうだいが適切な情報から疎外され，置き去りにされないように配慮しなければならない。きょうだいとのコミュニケーションに際しては，発達段階や心理状態をふまえて，話す内容やタイミング，表現の仕方，子どもの専門家のかかわり方を配慮し，協働の意思決定への参加の意向も含めて気持ちに耳を傾け，尊重することが重要である。

◉TIPS!

☑ 回復が見込めない子どもの情報を早い段階から多職種間で共有し，連携しておくことが望ましい。

気をつけよう！

MEMO

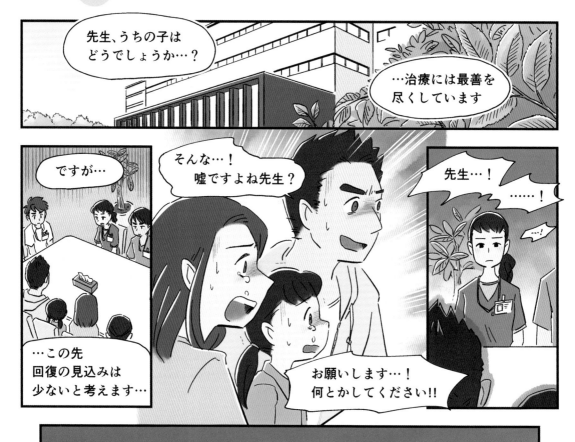

1週間後…

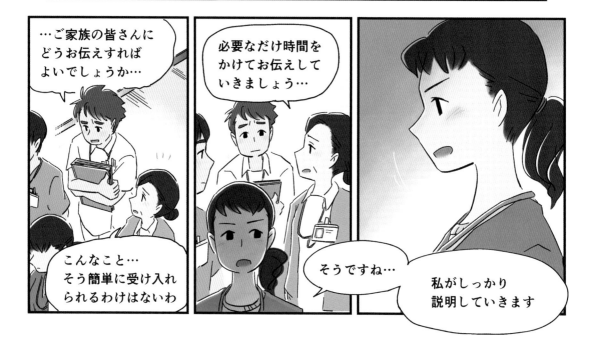

回復が見込めない病状の説明と家族対応

主治医，看護師，患者・家族ケアチームなど

MUST！

1. 患児の治療に最善の努力を継続する。
2. 面談のなかで，虐待などの禁忌事項などに関する情報を再度確認する。
3. 多職種による判断の結果，患児は回復が見込めない状態にあることを家族に伝える。
4. 回復が見込めないという病状の説明には十分な時間をかける。一方で，その時間は限られている。

　この時期の家族は，自分の子どもが回復が見込めない状態にあることを客観的に認識しても，心理的に認められず，パニック状態であることが多い。そのような事態を防ぎ得なかったことに対する強い怒りと自責の念が表れる時期でもある。であるからこそ，医療ケアチームが患児の治療に最善の努力を継続しつつ，多職種で構成された患者・家族ケアチームにより家族との面談が重ねられ，子ども・家族と医療スタッフの良好な関係が構築されていてはじめて，終末期医療の選択肢としての臓器提供の提示が可能になる。

　面談を重ねるなかでは，家族の現状への理解度を推測すると同時に，虐待など臓器提供の禁忌事項がないかといった情報収集を再度行う。そして，今後の治療方針などを判断する時間は限られていることも家族にはっきりと伝え，共有する。

1　患児の治療に最善の努力を継続する

- ☑ 臓器提供はあくまでも終末期医療の一つの選択肢であり，最善の治療の継続なしには，良好な子ども・家族と医療スタッフとの信頼関係の構築は望めない。
- ☑ 患児への最善の治療の継続なく，脳死下での臓器提供の提案はあり得ない。
- ☑ 最善の医療を提供するだけでなく，残された時間を大切にし，患者・家族ケアチームが，家族が子どもに対して今できることを全力でサポートしていくことも重要である。

表1　臓器提供の禁忌事項

ドナー適応基準外となる場合
・全身性の活動性感染症がある患者（敗血症。とくに血液培養陽性の場合でも，適切な治療後に血液培養陰性を確認できたら，提供可能な場合もある） ・HIV 抗体，HTLV-1 抗体，HBs 抗原が陽性の患者 ・HCV 抗体が陽性の患者（肝，腎，小腸は提供可能） ・悪性腫瘍の患者（原発性脳腫瘍，および治癒したと考えられるものを除く） ・クロイツフェルト・ヤコブ病（vCJD）およびその疑いがある患者 ・司法解剖が必要とされる患者

法的脳死判定における除外例となる場合
・脳死と類似した状態となりうる患者（急性薬物中毒，代謝・内分泌障害） ・知的障害者等の臓器提供に関する有効な意思表示が困難な障害がある患者 ・被虐待児または虐待が疑われる 18 歳未満の児童 ・眼球損傷，義眼などにより対光反射が確認できない患者 ・低酸素刺激で呼吸中枢が刺激されているような重症呼吸不全の患者 ・上位頸髄損傷のために無呼吸テストの評価が難しい患者* ・内耳損傷があり，前庭反射の評価ができない患者*

〔「法的脳死判定マニュアル」などをもとに作成〕

* 不可能との明記はないものの，注意が必要である。日本臓器移植ネットワークへの確認を推奨する

2　面談のなかで，虐待などの禁忌事項などに関する情報を再度確認する

☑ **表1** に示す禁忌事項に該当する場合は，臓器提供を行うことはできない。

☑ 複数回の面談における家族の証言や感情の表出から，家族の現状への理解度を推測できる。

☑ 日々の清拭など，子どものケアへの家族の参加とその様子から，虐待やネグレクトなど臓器提供に問題となるような事項の有無を推測することができ，「虐待が行われた疑いはない」ことの判断の一助になる可能性がある。

3　多職種による判断の結果，患児は回復が見込めない状態にあることを家族に伝える

☑ 多数の専門医や多職種が参加する会議における判断で，患児は回復が見込めない状態にあるということを家族に伝える[1]。

☑ この時期は，家族は悲嘆プロセスのショック期（否認と思考力低下）からパニック期（混乱と怒り）にあるため，医療スタッフの説明を理解できていないことが多い。多職種での面談を重ねるが，悲嘆の対象が子どもの場合はこの時期が非常に長くなることが少なくない。

☑ bad news を伝える方法は種々あるが，SHARE プロトコールなどを参考にするとよい[2]。

　▶ S（Supportive environment）：十分な時間をかけて，必要十分な家族の同席を求める。

　▶ H（How to deliver the bad news）：わかりやすく，質問をしながら相手の理解度を意識して伝える。はっきりと言うが，できるかぎり「脳死」などの言葉は使用せず，適切に婉曲的な表現を用いることがよい場合もある。

A（Additional information）：今後の治療方針や家族の懸念の聴取など，付加的な情報を共有する。

RE（Reassurance and Emotional support）：家族の感情の表出を促し，それを受け止め，家族の希望を維持しつつ，治療方針を共有する。

- 病状の説明に向き合う時期の家族は心理的に大きな葛藤を抱えており，はっきりと「脳死」という表現を使用することによって，絶望感を抱かせてしまう可能性がある。そのため，家族の理解に応じて「脳死」を「お子さんが目覚めてこない」などと，「臓器提供」を「お子さんの命をつなぐ」などと，あえて婉曲的に言い換えて説明したほうがよい場合もある。

4 回復が見込めないという病状の説明には十分な時間をかける。一方で，その時間は限られている

- 客観的に回復が見込めない状態であることを理解していても，1日でも1秒でも子どもと一緒にいたいと思うのは，家族の正常な反応である。

- 一方で，終末期が長引くことによって，かえって家族の悲嘆の感情が増し，またケアにかかわる医療スタッフ（とくに，同年代の子どもをもつ）の感情移入も目立つようになる。

- 一定の時間を家族に提供することは重要であるが，家族の意向を重視するあまり，無為に時間を引き延ばすことにメリットはない。

- 家族の感情に寄り添いながら，回復が見込めない病状であることを家族が受け入れるために十分な時間を提供することが重要である。

- そのうえで，今後の治療方針を判断するため子どもに残された時間は限られていることも家族にはっきりと伝え，家族と医療スタッフで共有する。

【文　献】
1) 日本小児看護学会：子どものエンドオブライフケア指針：子どもと家族がよりよく生きることを支えるために，2019.
2) Fujimori M, et al：Good communication with patients receiving bad news about cancer in Japan. Psychooncology 14：1043-1051, 2005.
3) 植田育也：日本で小児患者からの臓器提供は増えるか？　救急・集中治療 27：323-328, 2015.

TIPS!

- 家族の置かれている状況に寄り添い，家族の理解に応じて，この時期にはあえて婉曲的な表現に言い換えて説明したほうがよい場合もある。
- 医療スタッフが「話しづらい…」と躊躇している時間は，子どもと家族にとってメリットはない[3]。

気をつけよう！

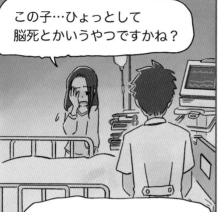

この子…ひょっとして脳死とかいうやつですかね？

テレビで見た…「臓器提供」っていうのも考えないといけないのかな…

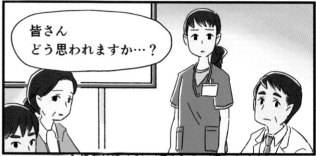

…ということがありまして…

皆さんどう思われますか…？

…臓器移植ネットワークに相談してみようか

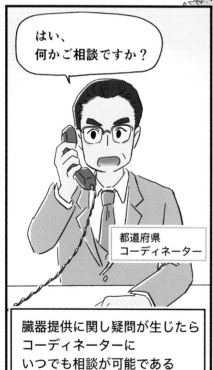

はい、何かご相談ですか？

都道府県コーディネーター

臓器提供に関し疑問が生じたらコーディネーターにいつでも相談が可能である

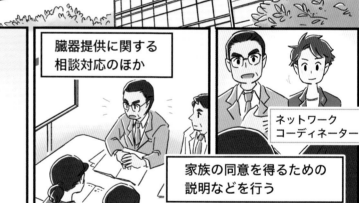

臓器提供に関する相談対応のほか

ネットワークコーディネーター

家族の同意を得るための説明などを行う

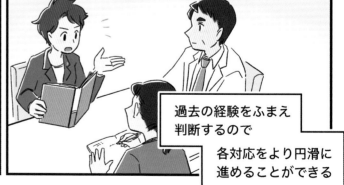

過去の経験をふまえ判断するので

各対応をより円滑に進めることができる

4 NWCo，都道府県 Co との連携

このシーンに参加するスタッフは…

主治医，看護師，院内コーディネーター，臓器提供サポートチーム，MSW，事務スタッフなど

MUST！

1. 臓器提供の有無にかかわらず，いつでもNWCo・都道府県Coに相談することができる。
2. NWCo・都道府県 Co に連絡する際は，患児の情報とともに，臓器提供の適応を判断するための情報を提供する。
3. NWCo・都道府県 Co が来院する際は，院内で活動しやすいよう準備しておく。
4. NWCo・都道府県 Co と相談しつつ，小児臓器提供の特徴をふまえて全体の流れを確認する。

　臓器提供施設では，それまで継続的に子どもや家族とかかわってきた院内のスタッフだけでなく，日本臓器移植ネットワーク（JOT）への連絡後に活動を開始するネットワークコーディネーター（以下，NWCo）や都道府県コーディネーター（以下，都道府県 Co）と連携・協同しながら，臓器提供の手続きを進めていく。JOT からは調整統括者 1 名，家族対応担当者 1〜2 名，臓器摘出術担当者 1〜2 名の NWCo が派遣され，都道府県 Co は 1〜2 名が派遣される。

1 臓器提供の有無にかかわらず，いつでも NWCo・都道府県 Co に相談することができる

☑ NWCo・都道府県 Co は，臓器提供の意思あるいは機会の有無にかかわらず，臓器提供に関する疑問への対応や院内体制構築などの支援を行うことができる。

☑ NWCo は一般的な説明を行い，正しい知識を伝え，家族の疑問や不安の解消に努めてくれる。

☑ 自施設の体制やマニュアルが臓器提供を行うにあたって十分なものになっているかどうか，平時から NWCo や都道府県 Co に相談するとよい。

2 NWCo・都道府県 Co に連絡する際は，患児の情報とともに，臓器提供の適応を判断するための情報を提供する

☑ 「脳死とされうる状態」と判断して家族に臓器提供の機会があることを説明した後，家族が

NWCoによる説明を希望する場合は，JOTに連絡する。NWCo・都道府県Coに連絡する際は，以下の情報を提供する。

- ☑ 提供候補者発生施設のこと
  - ➤ 病院名
  - ➤ 連絡者氏名，部署
  - ➤ 主治医名，担当科
  - ➤ 連絡先
- ☑ 提供候補者に関すること
  - ➤ 年齢，性別
  - ➤ 原疾患
  - ➤ 発症年月日
  - ➤ 現状
  - ➤ 脳死とされうる状態を確認したかどうか
  - ➤ 感染症〔HBs抗原，HIV抗体（必要に応じて），HTLV-1抗原（必要に応じて），COVID-19検査の有無〕
  - ➤ 既往症
  - ➤ 現在「敗血症ではない」こと
  - ➤ 被虐待児の除外に関すること
- ☑ 家族のこと
  - ➤ NWCo・都道府県Coの話を聞くことの了承
  - ➤ 家族の様子（精神面，肉体面，要望など）

③ NWCo・都道府県Coが来院する際は，院内で活動しやすいよう準備しておく

- ☑ NWCo・都道府県Coが到着したら，病院管理者や医事課などに案内し，紹介する。
- ☑ カルテ内容を提示するため，電子カルテの場合はNWCo・都道府県Co用に臨時のIDやパスワードを準備する。
- ☑ NWCoは臓器提供まで医療機関にとどまることもあるため，電子カルテ閲覧や話し合いに使用する部屋などを可能なかぎり提供する。
- ☑ 院内でのNWCoとの連絡をとりやすくするため，院内PHSなどを活用してもよい。

④ NWCo・都道府県Coと相談しつつ，小児臓器提供の特徴をふまえて全体の流れを確認する

- ☑ NWCo・都道府県Coが確認することとして，以下の事項があげられる。
  - ➤ 臓器提供が可能な施設であり，18歳未満からの臓器提供を行う施設に必要な体制が整っていること。

➤ 提供候補者が，臓器提供に関する有効な意思表示が困難となる障害を有する者ではないこと（発育や体格などの情報，療育手帳などの有無）。

➤ 被虐待児の除外に関すること（p.32「シーン6」参照）。

➤ 患者管理に関すること。
  ・血液型，身長，体重について
  ・既往症，手術歴，服用歴について
  ・感染症の有無について
  ・全身所見，検査所見について
  ・全身管理について
  ・検視や司法解剖などの可能性について
  ・家族の状況（家族構成，面談に入る家族，家族の様子）について

➤ 「脳死とされうる状態」の診断に関すること。

➤ 脳死判定に関すること。

➤ 警察の関与の必要性と，その対応方法に関すること。

➤ 情報開示に関すること。

➤ 記者会見に関すること。

➤ 患者搬送，家族，摘出チームなどの動線に関すること。

➤ 臓器の搬出に関すること。

➤ 斡旋中止，心停止後臓器提供への移行の可能性に関すること。

【参考文献】
1）平成22年度厚生労働科学研究費補助金厚生労働科学特別研究事業「臓器提供施設における院内体制整備に関する研究」臓器提供施設のマニュアル化に関する研究班：臓器提供施設マニュアル，2011.
2）日本臓器移植ネットワーク臓器提供施設委員会：臓器提供施設の手順書（第2版），2014.
3）厚生労働省：臓器提供手続に係る質疑応答集（平成27年9月改訂版），2015.
4）厚生労働省：「臓器の移植に関する法律」の運用に関する指針（ガイドライン），2017.
5）臓器移植関連学会協議会（日本移植学会）：臓器移植法改正後の移植医療の体制整備に関する提言（改訂版），2010.
6）林昇甫：我が国における臓器移植の現状；JOTの使命と役割．INTENSIVIST 12：459-468，2020.
7）植田育也：小児脳死下臓器提供における現況と課題；現場の不安を紐解く．INTENSIVIST 4：551-564，2012.
8）安原洋：手術室の運用について；移植医療全体の流れを俯瞰，施設内外の関係者と密接な連携を．LiSA 19：1036-1039，2012.

TIPS!

☑ 院内コーディネーターや臓器提供サポートチームと都道府県Coが，日頃から会議などを通じて連携を密にしておくことが望ましい。

☑ すでに家族と信頼関係を築いている主治医や看護師，MSWや院内コーディネーターがNWCo・都道府県Coと家族の関係づくりの橋渡しとなるとよい。

☑ NWCoに患者情報を連絡する際のチェックシートを作成するのも有用である。

気をつけよう！

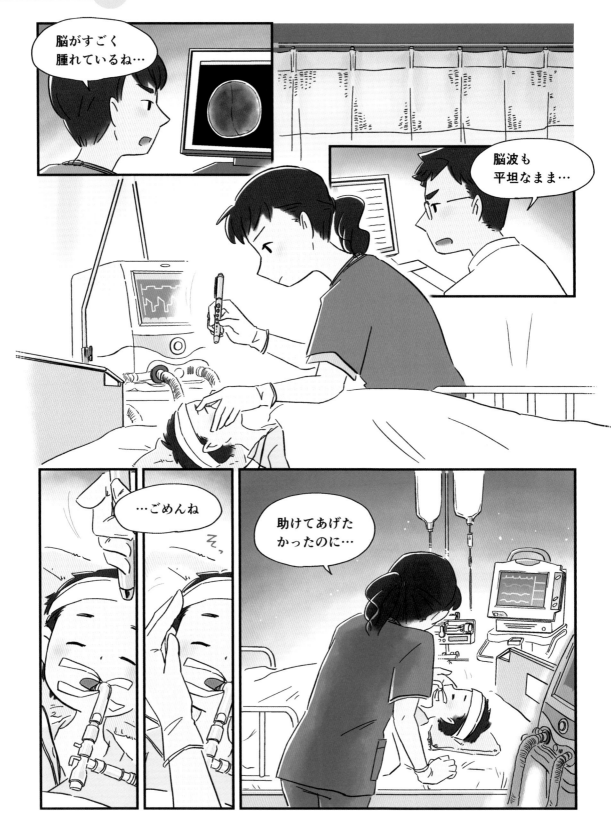

5

脳死とされうる状態の判断

主治医，看護師，集中治療医，臓器提供サポートチーム，院内コーディネーター，臨床検査技師，虐待防止委員会など

MUST！

1. 脳死とされうる状態の判断の前に，前提条件および除外例を確認する。
2. 脳死とされうる状態の判断は，各施設で行う通常の脳死判定と同様でよい。
3. 脳死とされうる状態と判断したら，家族に臓器提供の機会があることを伝える。

　脳死とされうる状態の判断の前提条件および除外例を確認後，各施設で行う通常の脳死判定の方法に従って，患児が脳死とされうる状態か否かを判断する。脳死とされうる状態にあるとの判断を行う医師は1人で足り，通常は主治医が行うこととなるであろう。ただし，複数の医師によって判断することを妨げるものではない。

　患児が脳死とされうる状態であると判断し，家族がその病状に関する説明を正しく理解していると評価したら，家族に対する臓器提供の情報提供などにつなげるが，その際には小児特有の注意点に留意し，誠意ある態度をもって家族の意向を汲み上げる。

1　脳死とされうる状態の判断の前に，前提条件および除外例を確認する

☑　前提条件は以下のとおりである。
　⟫　器質的脳障害により深昏睡，および無呼吸を呈している症例。
　　・深昏睡：JCS300またはGCS合計点3の状態。
　　・自発呼吸が消失した状態：中枢性呼吸障害により臨床的に無呼吸と判断され，人工呼吸管理を必要としている状態にあることをいう。必ずしも法的脳死判定の際に実施する無呼吸テストを行う必要はない。
　⟫　原疾患が確実に診断されている（CT，MRIなどの画像検査は必須）。
　⟫　現在行い得るすべての適切な治療を行っても回復の可能性がまったくないと判断される。
☑　除外例となる条件は以下のとおりである。
　⟫　生後12週未満（在胎週数が40週未満であった場合は，出産予定日から起算して12週未満）。

- ▶ 急性薬物中毒。
- ▶ 治療に用いた中枢神経作用薬（鎮静薬・鎮痛薬），筋弛緩薬がある場合は，それらの使用中止から24時間未満。
- ▶ 直腸温が32℃未満（6歳未満の患者の場合は35℃未満）。
- ▶ 代謝性障害，または内分泌障害。

2 脳死とされうる状態の判断は，各施設で行う通常の脳死判定と同様でよい

☑ 脳死とされうる状態の判断として，以下の4つの確認が求められている。
- ▶ 深昏睡（JCS300またはGCS合計点3）
- ▶ 瞳孔の固定，瞳孔径が左右とも4 mm以上
- ▶ 脳幹反射（7項目）の消失
- ▶ 平坦脳波

☑ 具体的な検査方法については特段の定めはなく，各提供施設において治療方針の決定などのために行われる通常の脳死判定と同様の取り扱いで差し支えない。

☑ 施行医師および日時，結果に関して確実に診療録に記録する（事後に報告が必要となるため）。

3 脳死とされうる状態と判断したら，家族に臓器提供の機会があることを伝える

☑ 脳死とされうる状態と判断した場合は，家族がその病状に関する説明を正しく理解していると評価した後で，家族等に対して脳死下臓器提供の機会があることを口頭または書面で説明し，誠意ある態度をもって家族の意向を丁寧に汲み上げる。

☑ 臓器提供の機会があることを説明する際には，小児特有の注意点として，①患者に知的障害（有効な意思表示が困難となる障害）がないこと，②原疾患が虐待によるものではないこと（詳細はp.32「シーン6」を参照）に，事前から留意する。

☑ 知的障害（有効な意思表示が困難となる障害）について，知的障害者等の判断方法に関して明確な指針はない。家族等に対して病状や治療方針の説明を行うなかで，家族や，必要に応じてかかりつけ医などの証言を得るなどを通じ，主治医等が判断する。

☑ 無脳症は知的障害に該当する。一方，先天性中枢性神経疾患，精神疾患を有する小児患者においてただちに意思表示困難と判断する必要はなく，上記のように主治医が行った判断が基調となる。

☑ 虐待の有無の判断についても一律の基準はなく，日常診療における施設判断と同様に行う。虐待防止委員会など必要な院内体制のもとで所定の手続きを経たら，「虐待が行われた疑いはない」と判断して差し支えない。

【参考文献】
1）厚生労働省：臓器提供手続に係る質疑応答集（平成 27 年 9 月改訂版），2015.
2）厚生労働省：「臓器の移植に関する法律」の運用に関する指針（ガイドライン），2017.
3）平成 22 年度厚生労働科学研究費補助金厚生労働科学特別研究事業「臓器提供施設における院内体制整備に関する研究」：脳死判定基準のマニュアル化に関する研究班：法的脳死判定マニュアル，2011.

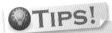

☑ 小児の急性期重症患者対応，および患者ケアの経験が豊富なスタッフの参加を要する。

☑ 小児例を想定したシミュレーションを行っておく。

気をつけよう！

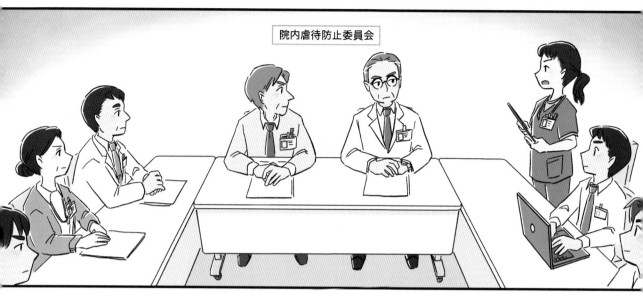

院内虐待防止委員会

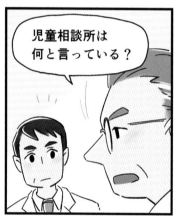

児童相談所は
何と言っている？

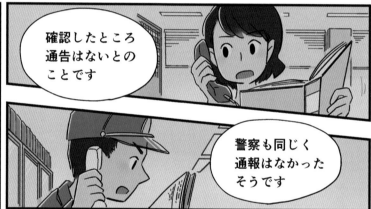

確認したところ
通告はないとの
ことです

警察も同じく
通報はなかった
そうです

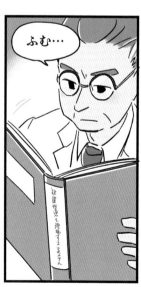

ふむ…

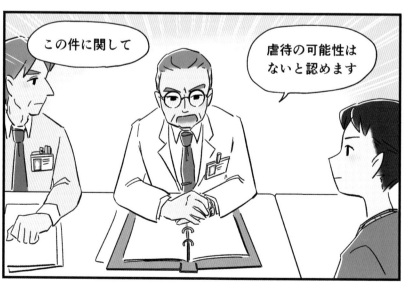

この件に関して

虐待の可能性は
ないと認めます

6

被虐待児の除外

主治医，看護師，事務スタッフ，虐待防止委員会，倫理委員会，院内コーディネーター，患者・家族ケアチーム，臓器提供サポートチームなど

MUST !

1. 入院当初から家族の言動を注意深く観察し，記録しておく。
2. 児童相談所や自治体との情報共有，連携は日常から行っておく。
3. 早期に警察と情報共有，連携を行う。
4. 被虐待児除外マニュアルの示す意味を理解する。
5. 施設・医師として判断する責任と向き合う。

　重篤な状態に陥った子どもを前にして，家族の悲嘆は大きなものであることは間違いない。しかし，いかなる状況においても虐待の有無を評価することは医療者の重要な責務であり，小児からの脳死下臓器提供においても重点が置かれている。

　一方で，その責任の重さから，施設として虐待を判断することの難しさに直面することがある。家族の希望に応えることができず，虐待疑いのレッテルを貼り，傷つけてしまうこともある。そして，その判断を行ったことに対して，現場の医療スタッフもまた傷つく。そのような状況に陥らないためにも多職種で連携し，議論を重ねて，施設としての判断に責任と誇りをもてるようにしておくことが重要であり，それは日常診療から始まっている。

1　入院当初から家族の言動を注意深く観察し，記録しておく

☑ 子どもの病院搬入時から家族の様子や状況説明，医師からの説明に対する反応を観察し，記録に残しておく。医師のみならず，看護師や事務スタッフも同様である。

☑ 各スタッフが違和感をもった場合は，早期に医療スタッフ間でその情報を共有する。

☑ 医療スタッフは少なからず家族に対する同情の気持ちを抱き，客観的な判断に迷いを生じる可能性がある。客観的に物事をとらえ，家族の話から冷静に情報を収集し，矛盾があれば質問を重ねるようにする。

☑ 既往歴や家族歴（とくにきょうだいの有無，現在の状況），母子健康手帳の確認など，院内虐待チェックリストに準じて評価する。

☑ 虐待防止委員会に連絡し，情報を共有する。

② 児童相談所や自治体との情報共有，連携は日常から行っておく

☑ 虐待は身体所見や家族の説明のみから判断できるものではない。家庭に問題があれば，児童相談所や自治体の母子保健担当がすでに関与していることがあるため，通告の有無を確認する。

☑ 関係機関との情報共有は重要であるが，個人情報の扱い方には注意が必要であり，あらかじめ情報共有の方法を確認しておく。

③ 早期に警察と情報共有，連携を行う

☑ 搬送理由が外因性である場合は事故状況の把握が必要であり，警察と情報を共有する。

☑ 司法解剖の有無は診療方針に大きく影響するため，捜査方針について警察に確認する。司法解剖が行われる場合は脳死下臓器提供を行うことはできないため，家族への情報提供前に確認すべきである。

☑ 確実に診断された内因性疾患で死亡したことが明らかである死体を除いて，法的脳死判定を行う旨を所轄警察署長に連絡することが定められており，警察への連絡を確認する。

☑ 検視が行われる場合は，警察と事前にタイムスケジュールを共有し，2回目の法的脳死判定後に円滑に行えるように準備する。

☑ 検視の際は，時間の浪費や体位変換などで状態悪化を認める危険性もある。そのため，事前に必要な情報共有を相互に行っておき，必要最低限の確認で終了できるよう準備する。

④ 被虐待児除外マニュアルの示す意味を理解する

☑ 虐待の有無は，日常診療においても一律に判断する基準はなく，臓器提供においてのみ特別な評価や対応をすべきものではない。

　➡ 各施設で日常診療から慎重に虐待の評価・判断を行い，その延長線上に臓器提供における被虐待児の除外があることを理解する。

☑ 外因性疾患における「第三者の目撃」は必須事項ではない。

　➡ 厚生労働省科学研究班の調査では，小児臓器提供事例の9割弱が「第三者の目撃なし」であった。このことから，「第三者の目撃」については，事故状況と医学的所見を共有し，院外機関と議論を重ねて個別に判断するとよい。判断に迷う場合には，小児臓器提供を経験した施設に相談することもできる。マニュアルでは「目撃がない場合は慎重な判断が必要」と表現されているが，目撃自体が必須事項ではない。医療機関は，第三者の目撃がないという一点のみで判断することは避けるべきである。

☑ 「安全のネグレクト」は，日常から家族が一般常識の範囲内で事故予防に努めていたかどうかの評価を求めているものであることを認識する。

　➡ 完璧な子育てや完璧な事故予防は存在しない。わずかな落ち度を「安全のネグレクト」と呼んでいるわけではないことを理解する。

5　施設・医師として判断する責任と向き合う

- ☑ 虐待の疑いがあれば，明確にその根拠を家族に示し，臓器提供ができないことを説明する。
- ☑ ただし，虐待診療にのみ重点を置くのではなく，終末期医療の重要性も理解し，医師として，施設として客観的な判断を行う。

TIPS!

- ☑ 児童相談所や警察と会話のできる関係性を日常診療から維持しておくことで，非日常の場面においても相互理解が得やすくなる。
- ☑ 脳死下臓器提供を申し出た家族に対して，被虐待児の除外を行うという過程は，医療スタッフ・施設と家族の両者にとって大きなストレスである。しかし，家族も法律で定められている子どもの権利擁護を理解できないことはない。医療スタッフは疑心暗鬼にならず，子どもや家族のために，法に従って手続きを進めていることを真摯に説明する。初期の段階でその説明を行っておくとよい。

気をつけよう！

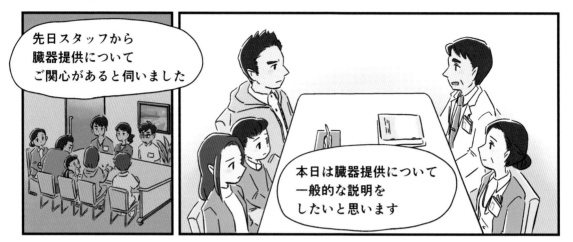

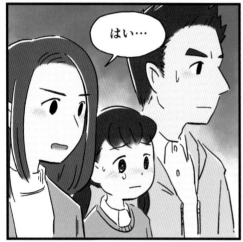

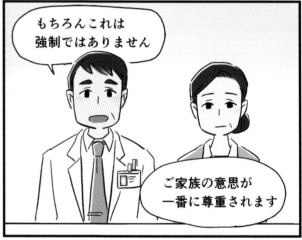

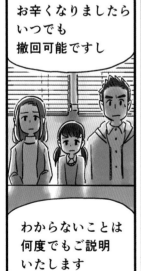

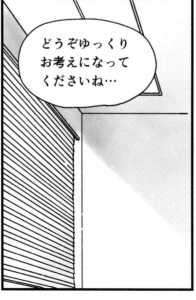

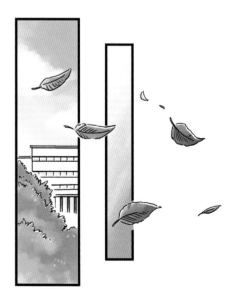

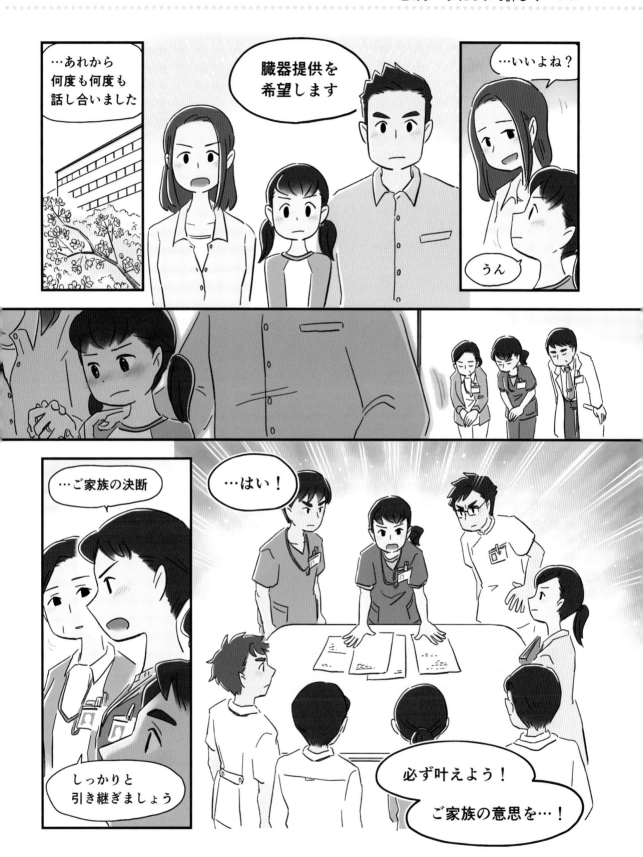

家族への情報提供

主治医，救急医，集中治療医，小児科医，脳神経外科医，看護師，院内コーディネーター，MSW，臨床心理士，患者・家族ケアチーム，臓器提供サポートチームなど

MUST！

1. 子どもの病状が回復の見込みのない状態にあることを，チームで伝える。
2. 子どもだけでなく，家族へのケアも必要である。
3. 禁忌事項に該当しないことを確認し，臓器提供という選択肢があることを家族に伝える。
4. 情報提供に際しては，家族が思いを表出しやすい環境を形成する。
5. 院内のスイッチを入れる。
6. 家族の希望に応じて，臓器提供に関する具体的な説明を行う。

　重篤な状態に陥っている子どもを思う家族の気持ちは計り知れない。患者・家族ケアチームと協同して家族の思いを傾聴するとともに，その心情に配慮しながら，正確にわかりやすく子どもの状態について情報提供することが重要である。

　家族の理解にあわせて丁寧な言葉を用い，時間をかけて子どもが回復の見込みのない状態であることを説明する必要がある。そのうえで，子どもの最善の利益について，医療チームのみならず家族も思いを表出できる話し合いの場を設けることが重要である。

1　子どもの病状が回復の見込みのない状態にあることを，チームで伝える

☑　主治医の負担が大きくならないように，可能であれば救急医，集中治療医，小児科医，脳神経外科医がそれぞれ専門的な立場から，病状の説明と家族からの質問への回答を行う機会を設ける。

☑　患者・家族ケアチームは病状説明の場に同席し，各医師による説明を家族が受け止められるようにサポートする。

☑　看護師や院内コーディネーター，MSW，臨床心理士，患者・家族ケアチームのスタッフは説明後に家族の理解度や受け止めを確認し，家族の希望や必要性を感じれば各医師に再度説明を依頼する。

☑ 家族が子どもの回復の見込みがないことについて理解していることを確認してから，臓器提供に関する情報提供を行う。家族の状況により，臓器提供の情報提供については別の機会を設けることも考慮する。

2 子どもだけでなく，家族へのケアも必要である

☑ 子どもが重篤な状態に陥っていることを伝える前から家族に対するケアを行う（p.12「シーン1」参照）。

3 禁忌事項に該当しないことを確認し，臓器提供という選択肢があることを家族に伝える

☑ 明らかに虐待が疑われる患児ではないこと（p.32「シーン6」参照）など，臓器提供の禁忌事項については事前に確認しておく。

☑ 臓器提供という選択肢があることを家族に伝える。

☑ 臓器提供を望まないという選択も尊重されることを，家族へ明確に伝える。また，いったん説明を聞くという希望を表明した後であっても撤回が可能であることも明確に伝える。

4 情報提供に際しては，家族が思いを表出しやすい環境を形成する

☑ 日本救急医学会などによる『救急・集中治療における終末期医療に関するガイドライン』[1]では，患者の意思に沿った選択をするように示されている。また，日本小児科学会による『重篤な疾患を持つ子どもの医療をめぐる話し合いのガイドライン』[2]では，子どもの最善の利益を考えた選択を行うように示されている。これらのガイドラインなどを参考に，家族が思いを表出しやすい環境を用意する。

☑ 重篤な状態に陥っている子どもの家族は非日常状態にあるため，看護師や患者・家族ケアチームらと協同して，家族の理解度について確認しながら情報提供を行う（p.20「シーン3」参照）。

5 院内のスイッチを入れる

☑ 臓器提供に際しては小児特有の注意点もあるため，家族に臓器提供の希望があるようであれば，子どもの病状や治療方針，家族の気持ちなどの情報を臓器提供サポートチームを含む医療スタッフで事前に共有し，院内での初動が円滑に進むように，院内マニュアルに記載のある関係部署や病院幹部などにも共有する。

☑ 主治医や関係するスタッフ，チームのみに負担をかけることなく，病院全体でサポートすることが望まれる。

6　家族の希望に応じて，臓器提供に関する具体的な説明を行う

☑　家族が臓器提供について具体的な説明を希望したら，院内コーディネーターなど臓器提供に関する知識のある者へ連絡し，家族に対する説明の場を設ける。

☑　臓器提供に関する説明は，NWCo や都道府県 Co に依頼してもよい。

【文　献】

1）日本救急医学会，日本集中治療医学会，日本循環器学会：救急・集中治療における終末期医療に関するガイドライン：3学会からの提言，2014.
2）日本小児科学会倫理委員会小児終末期医療ガイドラインワーキンググループ：重篤な疾患を持つ子どもの医療をめぐる話し合いのガイドライン，2012.

TIPS!

☑　子どもが回復の見込みのない状態であることを家族が受け入れるには時間を要する。その間，医療スタッフがチームで子どもと家族をサポートする。

☑　子どもの治療やケアの方針に関するカンファレンスの内容，家族への病状説明の内容に加えて，説明に対する家族の反応や何気ない家族の言葉・仕草なども含めてカルテに記載し，チームで情報を共有しておく。

☑　小児例での臓器提供に関する情報提供の経験が少ない場合は，成人例での情報提供の経験がある救急医や集中治療医，脳神経外科医などのサポートを受けることも有用である。

☑　重篤な状態に陥っている子どもの救命治療にあたる医療スタッフにも小児事例という心理的負担があるため，医療スタッフへのケアも必要である。

気をつけよう！

MEMO

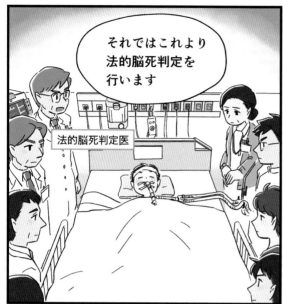
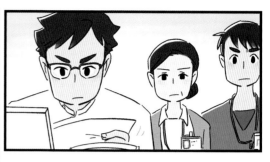
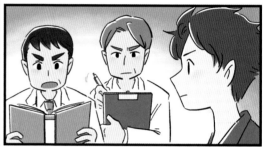
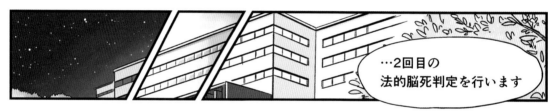
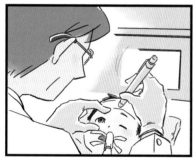
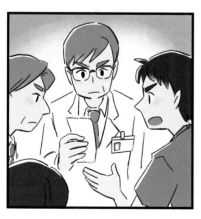
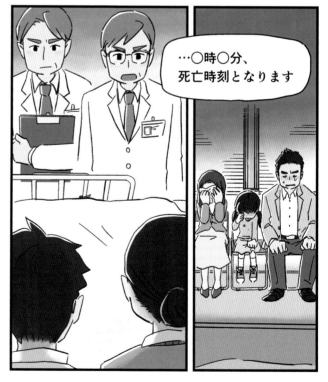

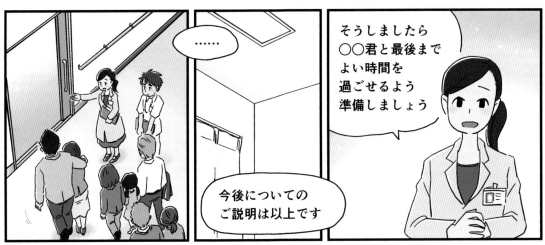

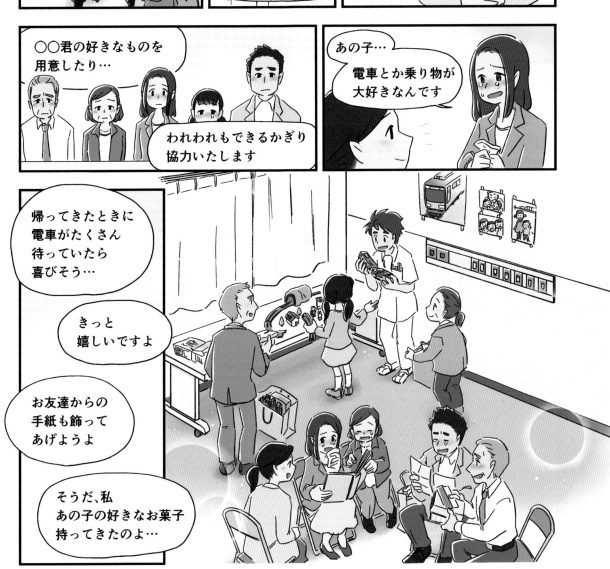

小児における法的脳死判定

主治医，看護師，脳死判定医，臨床検査技師，院内コーディネーター，NWCo，診療放射線技師，臨床工学技士，臨床心理士，脳死判定サポートスタッフ，患者・家族ケアチームなど

MUST！

1. 脳死下臓器提供にかかわる各種手続きの終了を確認しておく。
2. あらかじめ法的脳死判定の準備をしておく。
3. 法令等に従って脳死判定を行う。
4. 法的脳死判定開始時の体温・血圧に注意する。
5. 法的脳死判定終了までの体温・血圧の維持に注意する。
6. 家族の立ち会いに配慮する。
7. 法的脳死判定を中断する勇気をもつ。
8. シミュレーションを行っておく。

　脳幹反射の検査手技そのものは成人とあまり変わらないが，小児には成人と異なる事柄も多いため注意を要する。そこでここでは，小児の法的脳死判定に必要なこと，規定が十分ではないこと，ピットフォールなどについて，参考文献を明示しながら解説する。なお，参考文献はすべて JOT のホームページ上で公開されているため，参照されたい。

1　脳死下臓器提供にかかわる各種手続きの終了を確認しておく

☑ 倫理委員会，脳死判定に関する委員会，虐待防止委員会など，院内の法的脳死判定実施に関する法令で定められた必要な手続きが完了していること〔臓器提供施設マニュアル，3～4ページ〕。

☑ 脳死判定承諾書，臓器摘出承諾書が NWCo により取得されていること〔法的脳死判定マニュアル，4ページ〕。

☑ 感染症などの検査で問題のないこと〔臓器提供施設マニュアル，92ページ〕

☑ 法的脳死判定医のリストをあらかじめ作成し，法的脳死判定を依頼できるようにしておく〔法的脳死判定マニュアル，3ページ〕。

2 　あらかじめ法的脳死判定の準備をしておく

☑ 法的脳死判定に必要な物品はあらかじめ揃えておき，トレイなどに入れて，脳死判定が始まったらすぐに準備できるようにしておくとよい〔法的脳死判定マニュアル，4ページ〕。

☑ 動脈ライン（Aライン）を確保しておく。Aラインは，血圧モニターに加えて無呼吸テストにおける動脈血採血時に必須である。

☑ 深部温とは，直腸温，食道温，膀胱温，血液温の4種に限定されている。2回の法的脳死判定を通じ，体温はこれらのうちどれか一つの手技で，可能なかぎり2回の判定とも同じ方法で測定できるようにしておく。腋窩温，鼓膜温，体表面貼付型深部体温計は深部温とは異なるため不可である〔臓器提供手続に係る質疑応答集（平成27年9月改訂版），25ページ〕。

3 　法令等に従って脳死判定を行う

☑ 法律上，小児とは児童福祉法の「児童」の規定に従って，18歳未満の者とされている〔臓器提供手続に係る質疑応答集（平成27年9月改訂版），8ページ〕。

☑ 法的脳死判定の手技では，無呼吸テストを最後に行うことが決められている〔臓器の移植に関する法律施行規則，第2条第3項〕。

☑ 脳波検査は法的脳死判定の手技のなかでもっとも手間取る検査であるため，準備を早期に行い，法的脳死判定手技（脳波検査，脳幹反射，無呼吸テスト）のなかで最初に行うことが望ましい。具体的には，NWCoにより脳死判定承諾書が得られた段階で，家族の同意のもとに脳波検査の準備を開始してよい〔臓器の移植に関する法律施行規則，第2条第2項〕。

☑ 法的脳死判定は手技および判定結果が法律で定められている。その手技を誤りなく，JOTおよび関連学会ホームページなどから入手できる「法的脳死判定マニュアル」に記載されたとおりに行うためには，法的脳死判定を行う現場で手技と記載された判定結果の一つひとつを，関係者全員に聞こえるように大きな声で読み上げながら行うとよい。

☑ 脳死判定医は，個々の判定結果を関係者全員に聞こえるような大きな声で記録係に告げる。法的脳死判定時に立ち会いを希望される家族もおり，手技・判定結果を大きな声で周囲に伝えることは，立ち会っている家族にも聞こえることから，家族の疑問や疑念を払拭する意味でも重要である。

☑ 法的脳死判定の場合，脳死判定医は2名必要である。脳死判定医としては関連各学会の専門医または認定医の資格をもち，かつ脳死判定に関して豊富な経験を有する医師が要求されている。ただし，小児例で必ずしも小児科専門医が要求されているわけではない〔「臓器の移植に関する法律」の運用に関する指針（ガイドライン），7ページ〕。

☑ 脳死判定医が少ない場合は，2名のうち1名は他施設の医師でもよいが，他施設の医師の場合はあらかじめ非常勤職員の契約をすませておく必要がある。

☑ **表1**に示す条件に該当する場合，法的脳死判定の対象外となる〔臓器提供手続に係る質疑応答集（平成27年9月改訂版），27ページ〕。

☑ 法的脳死判定は決められた間隔を置いて2回行う。この間隔は6歳を基準に分かれており，6

表1　法的脳死判定の対象外となる場合

- 対光反射が確認できない場合：眼球外傷，眼球摘出後，義眼，瞳孔径が固定し瞳孔反射が確認できなくなる眼科手術後，など
- 顔面の動き，角膜反射，毛様脊髄反射が確認できない場合：片側・両側顔面神経麻痺，片側・両側三叉神経麻痺，など
- 眼球頭反射が確認できない場合：頸椎・頸髄の外傷で頸部がコルセットなどで固定されている場合
- 前庭反射の結果に疑問がもたれる場合：側頭骨骨折があり，髄液耳漏，血性耳漏が認められ内耳損傷が疑われる場合（小児では，聴神経腫瘍手術はまれと考えられる）
- 無呼吸テスト対象外の症例：低酸素刺激によって呼吸中枢が刺激されているような重症呼吸不全の症例〔「臓器の移植に関する法律」の運用に関する指針（ガイドライン），3ページ〕
- 感染症，悪性腫瘍の患者〔臓器提供施設マニュアル，92ページ〕

歳以上では「6時間以上」，6歳未満では「24時間以上」である〔「臓器の移植に関する法律」の運用に関する指針（ガイドライン），7ページ〕。

☑ 法的脳死判定の手技は，「法的脳死判定マニュアル」の3〜17ページ，「法的脳死判定の実際」に沿って行う。判定の記録に際しては，最新の「法的脳死判定記録書（18歳未満の者に脳死判定を行う場合）」を使用する。

☑ 脳死判定医および記録者はこの法的脳死判定記録書に記載の漏れがないように，網羅的に記載する。とくに，各検査には日付のみではなく，検査開始および終了の時刻まで記載が必要であることに留意する。記録に漏れがある場合は，記録者は判定医に注意しなければならない。

☑ 法的脳死判定を行う際には，後日提出が義務づけられている「脳死下臓器提供に関する検証資料フォーマット」も読み込んで参考にする。この検証資料フォーマットでは，前述の記録書にはない日付や時刻の記載が多々要求されている。また，検証資料フォーマットは初めて法的脳死判定を行う場合（様式1）と，5年以内に二度目の法的脳死判定を行う場合（様式2）に様式が分かれている。

☑ 法的脳死判定の手技，記録用紙，検証資料フォーマットなどは改訂される可能性があり，法的脳死判定を行う場合にはJOTをはじめ関連学会のホームページから最新版をダウンロードして確認しておく。

④　法的脳死判定開始時の体温・血圧に注意する

☑ 法的脳死判定に入る前に，患児の体温と血圧を確認する。

☑ 体温に関しては，6歳未満で35℃以上，6歳以上で32℃以上と決められている。しかし，無呼吸テストでは「望ましい体温」として深部温で35℃以上とされていることから，実際には年齢にかかわりなく，35℃以上の深部温で法的脳死判定を開始することが望ましい〔法的脳死判定マニュアル，6ページ，16ページ〕。

☑ 血圧に関しては3種類に分類されており，1歳未満で65 mmHg以上，1歳以上13歳未満で（年齢×2）＋65 mmHg以上，13歳以上で90 mmHg以上とされている〔法的脳死判定マニュアル，6ページ〕。

5 法的脳死判定終了までの体温・血圧の維持に注意する

☑ 「法的脳死判定マニュアル」に記載されている法的脳死判定時の体温・血圧の値は，あくまで判定開始時の値である。経過中に記載された数値より体温が低下したり，血圧が下がったりしても，加温や輸液負荷，昇圧薬の使用，その他の方法で適切な値を維持するように管理する。体温と血圧が規定された数値まで回復したら，法的脳死判定を開始する〔臓器提供手続きに係る質疑応答集（平成 27 年 9 月改訂版），24 ページ，26 ページ〕。

☑ 法的脳死判定施行中に患者のバイタルサインが変化することはよく経験される。そのため，判定を行っている間の患者管理を担当する医師が判定医とは別にいたほうがよい。

6 家族の立ち会いに配慮する

☑ 家族が法的脳死判定に立ち会う際に，医療スタッフがそばに付き添って家族のケアを行い，家族の疑問に答えることは重要である。

☑ 施設により事情は異なると思われるが，家族の疑問に答えるためには，法的脳死判定や臓器提供の知識があるスタッフとして院内コーディネーターが，家族の心理状態を支えるスタッフとして臨床心理士が考えられる。

7 法的脳死判定を中断する勇気をもつ

☑ 瞳孔がわずかに動いたなど判定結果に疑問がもたれる場合，また，体温・血圧などの維持が困難となった場合は，いったん法的脳死判定を中止する。可能と判断されれば，後刻に法的脳死判定を再開する。

☑ 法的脳死判定では，脳波検査，脳幹反射，無呼吸テストは一連の検査とみなされている。途中で中断した場合にどの検査から再開すればよいかという中断時間の間隔については規定されていない。例えば，無呼吸テストの際に判定を中断した場合に，再開時にすでに行った脳波検査と脳幹反射を有効とみなすかどうかの判断は，中断した時間の長さなどから現場に任されている〔臓器提供手続きに係る質疑応答集（平成 27 年 9 月改訂版），29 ページ〕。

☑ 実際には，中断が数時間以内であれば，中断した検査からやり直してもよいと考えられる。2 回目の法的脳死判定に要した時間が最長で 6 時間 23 分であることは，ある程度参考になるかもしれない。中断の時間が長くなった場合は，中断が 1 回目の法的脳死判定中であればはじめから，2 回目の法的脳死判定中であれば 2 回目の判定からやり直したほうがよい。2 回目の判定をやり直す場合は，1 回目の判定は有効となる〔臓器提供手続きに係る質疑応答集（平成 27 年 9 月改訂版），29 ページ〕。

☑ 何らかの事情で法的脳死判定の継続が困難となった場合は，家族にその旨を丁寧に説明したうえで心停止後臓器提供や組織提供の機会があることを知らせる。

8 シミュレーションを行っておく

☑ 法的脳死判定は，前述のように規定などがあいまいな部分も多いことを理解しておく必要がある。そのため，あらかじめシミュレーションを行っておくことが重要である。

☑ シミュレーションは一度だけでなく繰り返し行うことで，知識に加えて行動も記憶することができる。

☑ シミュレーションは，判定手順の一部分だけを行ってもよい。例えば，脳波検査，脳幹反射，無呼吸テスト，臓器摘出，臓器搬送などを個別にシミュレーションしてもよい。

【参考文献】
1) 臓器の移植に関する法律（平成 21 年 7 月 17 日改正）.
2) 臓器の移植に関する法律施行規則（平成 22 年厚生労働省令第 80 号）.
3) 厚生労働省：「臓器の移植に関する法律」の運用に関する指針（ガイドライン），2017.
4) 平成 22 年度厚生労働科学研究費補助金厚生労働科学特別研究事業「臓器提供施設における院内体制整備に関する研究」；脳死判定基準のマニュアル化に関する研究班：法的脳死判定マニュアル，2011.
5) 平成 22 年度厚生労働科学研究費補助金厚生労働科学特別研究事業「臓器提供施設における院内体制整備に関する研究」臓器提供施設のマニュアル化に関する研究班：臓器提供施設マニュアル，2011.
6) 厚生労働省：臓器提供手続に係る質疑応答集（平成 27 年 9 月改訂版），2015.
7) 厚生労働省：法的脳死判定記録書（18 歳未満の者に脳死判定を行う場合）.
8) 厚生労働省：脳死下臓器提供に関する検証資料フォーマット（様式 1）.
9) 厚生労働省：脳死下臓器提供に関する検証資料フォーマット（様式 2）.

小児における脳波検査

このシーンに参加するスタッフは…

主治医，法的脳死判定医，臨床検査技師，看護師，院内コーディネーター，患者・家族ケアチームなど

MUST！

1. 脳波検査は判定の最初に行う。
2. 小児と成人での測定条件などの違いを理解しておく。
3. 患児の体温・血圧を維持する。
4. 家族の立ち合いと，その心情に配慮する
5. 事前にシミュレーションを行い，具体的な方法を確認しておく。

　実際の法的脳死判定における脳波検査は，「法的脳死判定マニュアル」に従って実施する。法的脳死判定は法に基づいた判定であり，マニュアルどおりに行う必要がある。しかし，マニュアルのみではわかりにくい点もあるため，実際に検査を行う際のポイントを解説する。

1　脳波検査は判定の最初に行う

☑ 無呼吸テストは最後に行うことが決まっているが，それ以外の検査に関して順番は定められていない。

☑ 脳波検査は準備に時間がかかるため，事前に準備を整えて法的脳死判定の最初に行うと，検査準備の時間の確保と判定時間の短縮につながる。

☑ 脳波検査の準備物品として，「法的脳死判定マニュアル」と，脳波計や電極などの脳波検査を行うための付属備品を準備する。

2　小児と成人での測定条件などの違いを理解しておく

☑ 「法的脳死判定マニュアル」に記載された基本的条件（**表1**）[1]に従って設定を行う。

☑ 1歳未満の乳児の場合は，電極間距離として5cm以上が望ましい。

☑ 6歳未満の患児では，針電極を使用してはならない。

☑ 6歳未満の患児では，測定間隔を24時間以上とする。

表 1　法的脳死判定における脳波検査の基本条件

> 1．導出法
> 　4誘導以上の同時記録を単極導出および双極導出で行う
> 2．電極位置
> 　10-20 法を用いて大脳を広くカバーする（例：Fp1, Fp2, C3, C4, O1, O2, T3, T4, A1, A2）
> 3．心電図の同時記録を行う
> 4．電極間距離
> 　7 cm 以上（1歳未満の乳児では5 cm 以上）が望ましい
> 5．検査時間
> 　全体で30分以上の連続記録を行う
> 6．脳波感度
> 　通常感度 10 μV/mm（またはこれよりも高い感度）に加え，高感度 2.5 μV/mm（またはこれよりも高い感度）の記録を必ず行う
> 7．フィルターの設定
> 　ローカットフィルター：0.53 Hz（時定数表示で 0.3 秒），ハイカットフィルター：30 Hz 以上
> 　交流遮断フィルターは必要に応じて使用する
> 8．検査中の刺激
> 　検査中に呼名（1回の刺激につき，左右の耳に各3回）と顔面への疼痛刺激を行う
> 9．記入事項
> 　①検査開始・終了時刻，②設定条件（感度，時定数，紙送り速度，フィルター条件，条件を変更した場合はその旨を記載し較正波形を記録），③導出法，④刺激の種類，⑤ノイズの原因（筋電図，体動，脈波，振動，人の動き，その他），
> 10．ECI の判定
> 　適切な技術水準を守って測定された脳波において，脳波計の内部雑音を超える脳由来の電位がない脳波であること
> 11．判定の中止
> 　測定中に明らかな脳波活動を認めた場合は脳死判定を中止する
> 12．脳死判定記録書に脳波の記録用紙を添付する

〔文献1）をもとに作成〕

3　患児の体温・血圧を維持する

☑　法的脳死判定を行う際の体温と血圧が「法的脳死判定マニュアル」に規定されている。

☑　脳波検査を行う間も，検査中の痛み刺激や患児の全身管理を担当する医師がいるとよい。

4　家族の立ち合いと，その心情に配慮する

☑　希望があれば，家族は脳波検査にも立ち会うことができる。

☑　とくに，2回目の法的脳死判定はその終了時刻が死亡時刻となるため，家族の立ち合い希望が多い。

☑　臨床検査技師も家族の心情に配慮して対応する。脳波検査の感度やアーチファクトの混入について説明してから，少し離れた場所で立ち会ってもらうようにする。

☑　1回目の法的脳死判定と2回目の法的脳死判定の間の時間は，家族にとって大切な時間である。そのため，電極などを患児に装着したままにせず，検査終了の度に外しておく。

5 事前にシミュレーションを行い，具体的な方法を確認しておく

☑ 法的脳死判定の脳波検査にかかわる可能性があるスタッフを集めて，事前にシミュレーションを行っておくとよい。

☑ とくに脳波検査は施設ごとに使用する機器も異なり，「法的脳死判定マニュアル」の記載のみでは対応できない場合もあるため，マニュアルやチェックシートを参考にしながら，設定や検査法を施設ごとに決めておく必要がある。

☑ 周辺ノイズの混入を確認し，対処する。防止できない場合は無理せずフィルターを使用する。

☑ なお，「法的脳死判定マニュアル」12 ページから記載されている「脳波検査の実施例」は，あくまでアーチファクトを防止して良質な脳波検査を行うための例であり，法的脳死判定における脳波検査の際に準拠すべき基準ではない[2]。

【文献】
1) 平成 22 年度厚生労働科学研究費補助金厚生労働科学特別研究事業「臓器提供施設における院内体制整備に関する研究」：脳死判定基準のマニュアル化に関する研究班：法的脳死判定マニュアル，2011.
2) 厚生労働省：臓器提供手続に係る質疑応答集（平成 27 年 9 月改訂版），2015.

⦿TIPS!

☑ 脳波計の時計を，基準にする時計に合わせておく。

☑ 小児は身体が小さいため周辺機器も近くに置くことになり，ノイズの混入も強くなるため，事前のシミュレーションなどで対応を確認しておく。

☑ 小児は皮膚が薄いため電極装着時に研磨する場合は出血などに注意する。

気をつけよう！

8-3

小児における無呼吸テスト

このシーンに参加するスタッフは…

法的脳死判定医，主治医，看護師，臨床検査技師など

MUST！

1. 無呼吸テストを行う前に，テスト可能な状況かどうかを確認する。
2. 無呼吸テストの前に，患児の生命徴候を確認する。
3. 無呼吸テストに必要な物品などを準備しておく。
4. 法的脳死判定マニュアルに沿って無呼吸テストを実施する。
5. 患児の状態によっては無呼吸テストを中止する。
6. 2回目の無呼吸テストの終了時刻が死亡時刻となる。

　自発呼吸消失の確認は，1回目2回目とも法的脳死判定の最後に行うテストと規定されている。無呼吸であればテスト終了時刻が死亡時刻となる。無呼吸の確認は動脈血二酸化炭素分圧（$PaCO_2$）を 60 mmHg 以上まで高め呼吸運動が起こるかどうかを慎重に観察する。したがって，低酸素刺激によって呼吸中枢が刺激されているような重症呼吸不全の患者では無呼吸テストを実施しない。無呼吸テストでの役割分担として，呼吸の有無を確認する法的脳死判定医以外に，動脈血採血を行う者，採血のタイムキーパーを行う者，血液ガスシリンジを運搬する者，血液ガス分析装置を操作する臨床検査技師，不整脈などでないか患児を観察する者，記録を行う者などが必要である。

1　無呼吸テストを行う前に，テスト可能な状況かどうかを確認する

☑ 無呼吸テスト以外の検査がすべて終了してから，無呼吸テストを実施する。

☑ 患児から血液ガス分析装置までの距離を把握しておく（採血してから何秒後に検査が可能かを確認する）。

☑ 臨床検査技師は，測定機器の連続検査可能時間を確認しておく（例えば，測定に90秒，その後のリンスに90秒かかるのであれば，連続検査可能時間は180秒となる）。血液ガス分析装置を2台準備する方法もある。

☑ タイムキーパー係を決め，動脈血の採血時間を決めておく。タイムキーパーは採血係が兼務することもできる。動脈血ガス分析は2～3分ごとに行うと「法的脳死判定マニュアル」に定められているが，実際には「2～3分」ではわかりにくいため，テスト開始から3分後・6分後・9

分後に採血するなど，正確な時間を決める。

☑ 6歳未満の患児では，最初の採血をテスト開始3〜5分後に行い，以後の採血時間を予測する。

② 無呼吸テストの前に，患児の生命徴候を確認する

☑ 深部温（直腸温，膀胱温，食道温など）35℃以上を確認する。末梢温は不可である。

☑ 収縮期血圧が，1歳未満の場合は65 mmHg以上，1歳以上13歳未満の小児の場合は（年齢×2）＋65 mmHg以上，13歳以上の場合は90 mmHg以上であることを確認する。

☑ 重篤な不整脈がないことを確認する。

③ 無呼吸テストに必要な物品などを準備しておく

☑ 患者モニターとして，パルスオキシメータ，心電計，動脈ラインは必須である。

☑ 気管挿管チューブ内に酸素を吹送する吸引用カテーテルを準備する。人工呼吸器を外した後の低酸素を防ぐため，酸素を吹送する吸引管が気管内チューブの先端部分と気管分岐部直前の間に位置するようにする。

☑ 胸部X線画像（当日のものが望ましい），吸引用カテーテル，メジャー，マジック，吸引用カテーテル固定用のテープを準備する。

☑ まず，胸部X線画像より，気管挿管チューブの先端から気管分枝直上までの長さ（A cm）を測定する（図1）。次に，気管挿管チューブの全長（19＋B cm）を測定する（図2）。挿入する吸引用カテーテルの（気管チューブの全長＋A）cmの長さを超えない位置にマジックで印をつける。吸引用カテーテルのサイズとしては，余剰の酸素が容易に外気中に流出するようなものを選択する（例えば，挿管チューブ内径6 mmに対して10 Fr吸引用カテーテル，など）。

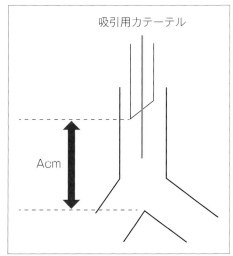

図1 気管挿管チューブ先端から気管分枝直上までの長さ（A cm）の測定

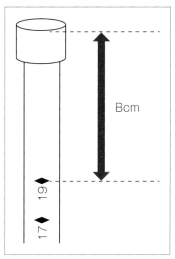

図2 気管挿管チューブの全長（19＋B cm）の測定

- [ ] 6歳未満の患児では，T-ピース（ジャクソンリースなど）を用いて 6 l/min の 100％酸素を流すといった方法もある。
- [ ] そのほかに，肺胞虚脱を防止し呼吸・循環の不安定化を予防するため，酸素吹送カテーテルを挿入するのではなく，（無呼吸バックアップ換気を解除した）人工呼吸器を連結したまま CPAP モードにして換気を中止し定常流の酸素を投与する方法や，PEEP バルブのある呼吸回路（ジャクソンリースなど）を用いて 100％酸素を投与する方法もある。

④ 法的脳死判定マニュアルに沿って無呼吸テストを実施する

- [ ] 100％酸素で，10 分間人工呼吸を行う。
- [ ] スタッフ（採血係とシリンジ運搬係）はベッドサイドに，臨床検査技師は血液ガス分析装置にスタンバイする。
- [ ] 動脈血を採血し，$PaCO_2$ レベルがおおよそ 35～45 mmHg であることを確認する。
- [ ] 人工呼吸器を外す（テスト開始時間となる）。
- [ ] 吸引用カテーテルをマジックで印をつけた深さまで気管チューブに挿入し，6 l/min の 100％酸素を吸引用カテーテルから吹送する。吸引用カテーテルの位置確認に X 線撮影は不要である。
- [ ] 法的脳死判定医による自発呼吸の確認は，患児の胸部または腹部に手掌を当てるなどして慎重に判断する。6 歳未満の患児の場合は目視による観察と胸部聴診を行う。
- [ ] 決められた時間ごとに動脈血ガス分析を行う。採血されたシリンジは血液ガス分析装置まで速やかに運ぶ。
- [ ] 記録係は，動脈採血を行った時刻とその際の血圧を記録する（検証フォーマットの記載に必要となる）。
- [ ] 法的脳死判定医は，$PaCO_2$ が 60 mmHg 以上になる時点まで無呼吸を確認する。**図 3**[1]に，第 2 回法的脳死判定における $PaCO_2$ の推移の例を示す。
- [ ] 無呼吸を確認した時点でテストは終了，人工呼吸器を再装着する。
- [ ] 記録係は人工呼吸器再装着後，10 分以内にバイタルサインを記録する。

⑤ 患児の状態によっては無呼吸テストを中止する

- [ ] 低酸素や低血圧，著しい不整脈により，無呼吸テストの続行が危険であると判断された場合はテストを中止する。
- [ ] 法的脳死判定医は患児の視診・聴診に集中しているため，バイタルサインの悪化などについてほかの上級医などが進言するといった体制も考慮すべきである。
- [ ] 無呼吸テストの続行を中止した場合でも，それまでに行われたほかの検査結果が無効になるものではない。患児のバイタルサインなどが落ち着くのを待って，再度無呼吸テストを実施することは可能である。ただし，脳幹反射消失などの確認と無呼吸テスト再開の間隔が長時間に及ぶような場合は，無呼吸テストの再開に合わせて脳幹反射消失などの確認を再度行うことも考慮する[2]。

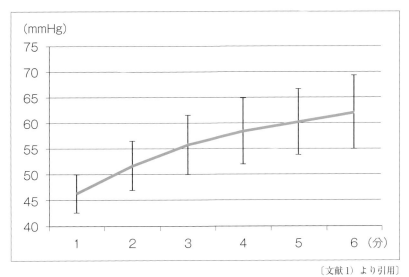

〔文献 1〕より引用〕

図3　第2回法的脳死判定における無呼吸テスト時の平均$PaCO_2$の推移

6　2回目の無呼吸テストの終了時刻が死亡時刻となる

- ☑ 2回目の無呼吸テストを行い，法的脳死判定医によって，①$PaCO_2$が60 mmHg以上に上昇していること，②無呼吸であること，の両方が確認された時点で無呼吸テスト（および法的脳死判定）の終了時刻，すなわち法的な死亡時刻となる。
- ☑ 実際の測定時刻と確認時刻のタイムラグを最小化するような体制をとることが望ましい（測定機器をICUの近くに設置する，など）[2]。

【文献】
1）厚生労働省脳死下での臓器提供事例に係る検証会議：検証のまとめ（平成27年5月25日）。
2）厚生労働省：臓器提供手続に係る質疑応答集（平成27年9月改訂版），2015。

TIPS!

- ☑ 成人の場合は深部温32℃以上で法的脳死判定が可能とされているが，無呼吸テストは小児でも成人でも深部温35℃以上でなければならない。
- ☑ 臨床検査技師は，無呼吸テスト中に血液ガス分析装置がキャリブレーションにかからないようにチェックする。
- ☑ テストの中断などを法的脳死判定医に進言できる医師に参加してもらうことを考慮してもよい。

気をつけよう！

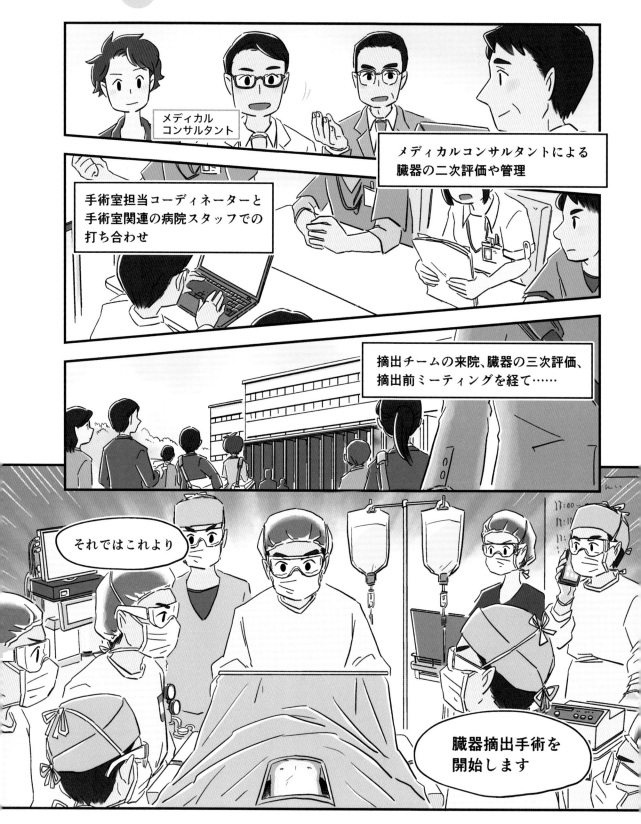

9 臓器摘出の準備から摘出術まで

このシーンに参加するスタッフは…

主治医，看護師，患者・家族ケアチーム，臓器提供サポートチーム，院内コーディネーター，事務部門

MUST !

1. 患者管理を担当する医師がメディカルコンサルタントと管理方針を共有する。
2. 臓器評価のための準備を行う。
3. 手術室担当コーディネーターとミーティングを行い，手術室の準備を進める。
4. 摘出臓器数に応じて多数のスタッフが集まるため，待機場所を確保する。
5. 小児の摘出術ではとくに体温管理に注意が必要である。
6. 院外スタッフにも臓器提供に至った経緯を伝え，患者・家族の思いを共有する。

　臓器提供の方針が決定し，臓器移植コーディネーターとともに院内医療スタッフと移植に携わる医療スタッフが協働する場面である。院内スタッフは患者・家族の思いを移植に携わるスタッフに伝えるとともに，慣れない病院に入る移植側スタッフの支援を行う。また，臓器評価や摘出術前に移植側スタッフが患者家族と顔を合わせることもあるため，それぞれの感情に配慮する。

　なお，本シーンに含まれる内容に関しては，姉妹本である『臓器提供ハンドブック』（へるす出版，2019 年刊）のシーン 9～12 でより詳述されているため，参照されたい。

1 患者管理を担当する医師がメディカルコンサルタントと管理方針を共有する

☐ 第 1 回法的脳死判定後に，心臓と腹部臓器の評価を担当する医師と，肺の評価を担当する医師の計 2 名が，メディカルコンサルタント（以下，MC）として来院する。

☐ MC は，都道府県 Co，NWCo が使用する部屋で患者の情報や検査所見を確認する。

☐ MC は患者の全身状態を把握するとともに，臓器の二次評価を目的として超音波検査と気管支鏡検査を行う。

☐ 患者管理を担当する医師は，患者の全身状態や臓器の状態などを MC と共有する。

2 臓器評価のための準備を行う

- ☑ 検査による臓器評価としては，MCによる二次評価と，摘出医による三次評価がある。
- ☑ それぞれ超音波検査と気管支鏡検査が行われるため，院内スタッフはその検査機器を準備する。

3 手術室担当コーディネーターとミーティングを行い，手術室の準備を進める

- ☑ 臓器提供が決定したら，予定手術の状況も考慮しながら摘出術の日程を決定する。
- ☑ 術中に心停止に至る特殊な状況にあるため，担当スタッフの人選に配慮する。
- ☑ 手術室担当のコーディネーターが来院するため，そのコーディネーターとミーティングを行い，手術室の準備を進める。
- ☑ 手術室担当のスタッフは，患者とその家族の情報を院内コーディネーターと共有し，入室時・退室時の引き継ぎに配慮する。
- ☑ 摘出術中の呼吸・循環管理を担当する医師は，患者の状態を把握し，輸血の準備量や点滴ラインの場所・数などを患者管理を担当する医師と事前に共有し，準備を進める。

4 摘出臓器数に応じて多数のスタッフが集まるため，待機場所を確保する

- ☑ 臓器摘出に来院する院外スタッフの人数を把握し，その待機場所を確保する。
- ☑ 深夜に集合して未明に臓器摘出が行われる場合は，仮眠ができるような配慮があるとよい。

5 小児例の摘出術ではとくに体温管理に注意が必要である

- ☑ 小児の場合，摘出術中に容易に低体温に陥るため注意する。
- ☑ とくに，輸液・輸血の温度に配慮する。

6 院外スタッフにも臓器提供に至った経緯を伝え，患者・家族の思いを共有する

- ☑ 移植医療機関から来た院外スタッフは，自院の患者を助けるために，患児の臓器に注目しやすい。
- ☑ 一方で院内スタッフは，患児の最期の思いに家族とともに向き合っている。
- ☑ 患者の死に立ち会い喪失感のある院内スタッフと，新たな臓器を獲得した院外スタッフの間には感情に乖離がある。
- ☑ 患者とその家族の思いを院外スタッフにも伝え，よりよい関係性が構築できるように務める。
- ☑ 臓器の三次評価，臓器の搬出の際など，摘出医などの院外スタッフと家族が顔を合わせる場面には院内スタッフが同席し，支援する。

TIPS!

- ☑ NWCo，都道府県 Co との連携を密にし，院外スタッフへの対応を行う。
- ☑ 小児例の摘出術に対応するスタッフは，頭と心の両方でその意義を理解する必要がある。かかわるスタッフの人選を慎重に行い，事前に十分な話し合いをするとともに，心理的なケアなど事後のフォローも重要である。

気をつけよう！

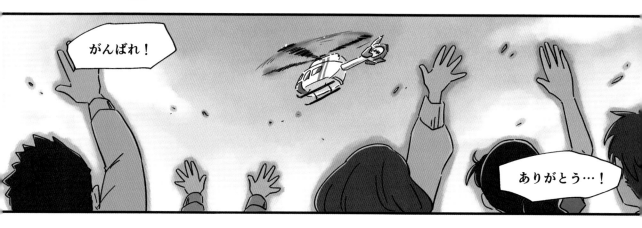

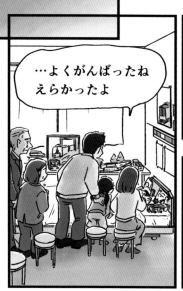

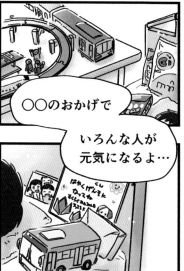

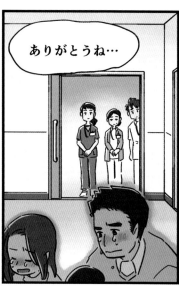

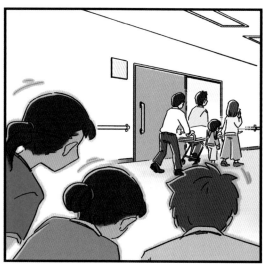

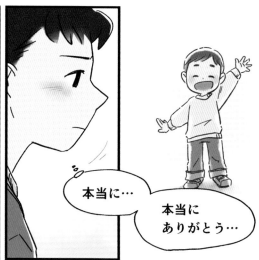

10

摘出術後の看取りと家族支援

このシーンに参加するスタッフは…

主治医，看護師，臨床心理士，MSW，院内コーディネーターなど

MUST！

1. 子どもが家族のもとに戻る際にも，子どもの尊厳を守る姿勢を保つ。
2. 家族が子どもとしたいことを尊重する。
3. 家族が希望すれば，臓器のお見送りを可能にする。
4. 臓器提供にかかわったスタッフは，子どものお見送りに参列することが望ましい。
5. 臓器の摘出・搬送が終わっても，家族ケアは続いていく。

1　子どもが家族のもとに戻る際にも，子どもの尊厳を守る姿勢を保つ

- ☑ 家族が子どもと静かに対面できる場所を用意する。
- ☑ 手術室から家族のもとに戻る前に，子どもの身体の体裁を整える。
- ☑ 家族と医療スタッフがともにエンゼルケアを行う。エンゼルケアは，家族のグリーフワークになる。

2　家族が子どもとしたいことを尊重する

- ☑ 抱っこや添い寝，手形・足形をとるなど，家族が子どもとしたいと考えていることを尊重する。

3　家族が希望すれば，臓器のお見送りを可能にする

- ☑ 家族は臓器のお見送りを希望する場合もあるし，希望しない場合もある。その気持ちを尊重し，希望する場合には出口までの経路を工夫するなどして対応する。

4 臓器提供にかかわったスタッフは，子どものお見送りに参列することが望ましい

☑ 子どもの退院に際して院内の医療スタッフだけでなく，NWCo などもお見送りに参列する場合がある。

☑ 可能であれば，子どもの退院に際して，家族にグリーフカードを渡す。

5 臓器の摘出・搬送が終わっても，家族ケアは続いていく

☑ 家族ケアは退院後も続いていくものであり，礼を失しないようにする。

☑ 例えば，提供施設による継続的な家族ケア・サポートとして，以下のようなものがある。

▶ 子どもが退院するにあたっては，子どもの経過について再度説明を受けることができることを家族に伝え，病院の担当者の連絡先を渡す。

▶ 子どもをケアした施設のスタッフによる継続的な家族ケアを家族が望む場合は，連絡方法を伝え，フォローアップミーティングを提供する。

▶ 臨床心理士などの専門家による心理的なデブリーフィングミーティングやカウンセリングなどを提供できることを家族に伝え，連絡先を渡す。

▶ 病院主催の遺族グループがあれば，紹介する。

▶ 経験を活かした地域の自助グループなどがあれば，紹介する。

▶ 専門家によるレクチャーなどがあれば，紹介する。

☑ 例えば，JOT による継続的な家族ケア・サポートとして，以下のようなものがある。提供施設からも適宜家族に紹介・説明する。

▶ 厚生労働大臣からの感謝状や，移植を受けた人からのサンクスレターを家族に渡している。

▶ 子どもの退院後，NWCo は臓器の移植を受けた人に関する経過を家族に報告している。

▶ ドナー家族の集いなどを開催している。

☑ このような取り組みのもと，提供施設と JOT が連携して家族の継続的なケアにあたるとよい。

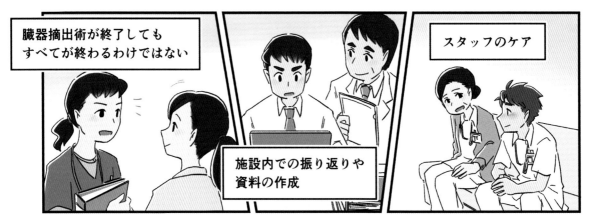

臓器摘出術が終了しても
すべてが終わるわけではない

施設内での振り返りや
資料の作成

スタッフのケア

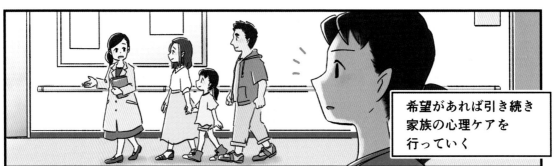

希望があれば引き続き
家族の心理ケアを
行っていく

…以上で私からの
振り返りを終わります

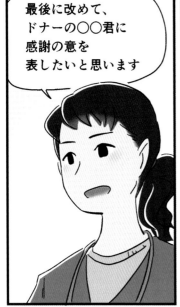

最後に改めて、
ドナーの○○君に
感謝の意を
表したいと思います

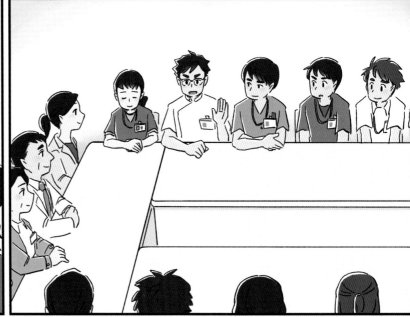

臓器提供終了後

主治医，看護師，臨床心理士，患者・家族ケアチーム，臓器提供サポートチーム，倫理委員会，虐待防止委員会，事務部門（医事課，総務課等）など

MUST！

1. 臓器移植にかかわる費用を請求する。
2. JOT 経由で移植施設から問い合わせが寄せられる可能性がある。
3. 厚生労働省に提出する検証資料を作成する。
4. 院内で振り返りを行うとよい。
5. 家族の希望がある場合は，経過説明や心理的ケアを継続する。

　臓器提供にかかわる業務は多岐にわたり，それは臓器提供終了後にも及ぶため，多職種での対応が必要となる。とくに小児の臓器提供は経験のない施設もまだまだ多いため，経験を蓄積していく意味でも多職種間での振り返りが有用である。

1　臓器移植にかかわる費用を請求する

☑ 死亡確認（第2回法的脳死判定終了時刻）までは保険診療となるため，通常どおり医事部門で算定して家族へ請求する。

☑ 提供施設における死亡確認後の病棟管理および臓器移植にかかる費用は保険適用外となり，家族への請求は発生しない。

☑ あらかじめ事務部門と打ち合わせを行い，保険請求分と保険適用外請求分をわかるようにしておく。具体的には，死亡確認後に「保険カテゴリー」を変更するなどの対応を行い，保険請求時にも事務部門にチェックしてもらうとよい。

☑ 提供施設において死亡確認後にかかる費用に関しては，費用配分規定に従って，後日 JOT から提供施設に支払われる費用から賄う。

☑ 臓器移植にかかわる診療報酬として，脳死臓器提供管理料，臓器採取術料，臓器移植術料がある。提供者が6歳未満の場合は加算があるため確認する。

☑ 提供施設は JOT より提示されるひな形に沿って合意書（会計処理を，JOT が定める「移植費用配分規定」および「同細則」に基づいて行うことへの同意に関する書式）を作成する。

☑ 規定および細則に基づく費用計算は JOT が行い，提供施設へ示される。

☑ JOT から提供施設への費用支払いは，移植手術の関係者ともやりとりが必要であるため，最終的には 2〜3 カ月後になることが多い。

2 JOT 経由で移植施設から問い合わせが寄せられる可能性がある

☑ 移植手術後のレシピエントの診療経過中にドナーの情報が必要になった場合は，適宜 JOT 経由で提供施設へ問い合わせが入る。

☑ JOT は，ドナー情報の提供に関する包括同意を家族から得ているため，提供施設が情報を JOT に提供しても，個人情報保護の観点上問題はない。

☑ 移植手術後のレシピエントの経過報告については，適宜 JOT を通して連絡がある。主治医に連絡が入ることが多いため，適宜関係者に情報を共有するとよい。

3 厚生労働省に提出する検証資料を作成する

☑ 提供施設は，ドナーおよび臓器提供の検証資料を厚生労働省に提出する必要がある。

☑ 検証資料のフォーマットは，JOT のホームページよりダウンロード可能である。

☑ 臓器提供後の事務処理，とくに検証資料は作成する主治医にとって大きな負担となるため，臓器提供の進行中にできるところから作成しておく。後で記載しやすいように必要事項を把握してカルテに記載しておくなど，工夫しておくとよい。

☑ 検証資料フォーマットとは別に，厚生労働省への提出用に以下の書類も準備する。

- ➤ 提供施設の脳死下臓器提供マニュアル（あれば）
- ➤ 脳死判定記録書（写）
- ➤ 脳死判定の的確実施証明書（写）
- ➤ 臓器摘出承諾書（写）
- ➤ 画像検査結果（可能であれば電子媒体で）
- ➤ 脳波検査結果（可能であれば電子媒体で）
- ➤ 血液検査の結果（時系列）
- ➤ 病棟での診療経過表（グラフだけでなく，数値での確認が可能な書式を添える）

4 院内で振り返りを行うとよい

☑ 小児の臓器提供に関しては未経験な施設も多く，経験を有する施設においてもその数は少ないことが多い。そのため，臓器提供終了までにさまざまな課題に気がつくものと考えられる。振り返りを行い，問題点を共有することで，貴重な経験を蓄積できる。

☑ 患児の家族のみならず，移植医療という多くの医療スタッフにとっても不慣れな看取りは，院内スタッフにも精神的・身体的な負担となる場合が多い。このような医療スタッフに対するメンタルケアとしても施設内での振り返りは効果的である。

☑ 振り返りを行う際は，臓器提供に関係した多部門・多職種が参加することが望ましい。また，

JOT に参加を要請してもよい。それぞれの立場から発言し，経験や思いを共有する。

5 家族の希望がある場合は，経過説明や心理的ケアを継続する

- ☑ 臓器提供例に限らず，子どもの喪失体験はその家族に大きな心理的影響を与える。
- ☑ グリーフケアの一環として，患児の経過について再度説明を受ける機会や，家族が心理的なケアを受けることができることを保証する。
- ☑ そのような内容や病院の担当連絡先（患者・家族ケアチームや臨床心理士など）を記載したグリーフカードを準備するといった工夫をするとよい。

【参考文献】
1) 日本臓器移植ネットワーク臓器提供施設委員会：臓器提供施設の手順書（第2版），2014.

⊙TIPS!

- ☑ 検証資料の具体的な提出時期については後日厚生労働省から連絡が入るが，主治医の異動などによって作成困難となることを避けるため，臓器提供後できるかぎり早く作成しておくことが望ましい。
- ☑ 小児の臓器提供という，現時点のわが国においては比較的まれな状況に注意を奪われがちになるが，脳死下臓器提供は看取りの一環であるという側面にも留意し，事後の家族・医療スタッフに対するグリーフケアの重要性を理解しておく。

気をつけよう！

小児臓器提供 25 年のかかわり

　臓器移植法の改正により日本でも小児の臓器提供が可能となり，かれこれ10余年になる。また私事ではあるが，米国の小児集中治療現場で，ドナー側として小児の臓器提供について，レシピエント側として心臓・肝移植の周術期管理について学んでから，すでに25年が経過した。この間，日本の小児医療を取り巻く状況，いわんや社会そのものが大きく変化してきた。ここでは，そのなかで感じたことを書き留めてみたい。

　かつてわが国には，「長期脳死」といわれる小児患者とその家族がいた。その患者の経過が，家族やかかわった医療者に忘れられない物語を残してきたことは，私自身も身をもって知っている。だから私は，過去に遡ってその物語を否定するつもりは毛頭ない。ただ，そのような経験をした家族と対話をした折に，「子どもを亡くした後で思うのは，これが長い看取りだったということでした」という言葉を聞き，何か自分にとって腑に落ちるものがあった。そしてこのとき，われわれ小児医療の従事者がこれからやらなければならないことを確信した。

　成人と異なり，小児が亡くなるということは，通常あり得ないことである。そのため，小児医療従事者にとって小児の死を看取る経験は少ない。そのような状況下で治療が困難になり，救命の見込みが失われたとしても，現場では「希望を捨ててはならない」という声が大勢を占めたり，また「家族の気持ちを考えると厳しい話は…」という気持ちが働いて，終末期や脳死について思いを巡らせる行為そのものが回避され，家族に正確な情報提供がなされないまま治療が続行されて，療養・介護生活へと移行していく。かつてわが国では，そのような経過の小児患者が多く存在した。（私自身もかつてはその当事者であり，それを「過去に遡ってその物語を否定するつもりは毛頭ない」と感じていることを，再度記しておく。）

　そのような小児急性期医療のなか，私は重篤な小児患者を集約する施設としてPICU（小児集中治療室）の開設にかかわってきた。それは，小児の救命の物語でもあった反面で，重篤な患者を多く診ればそれはイコール，小児の看取りの物語でもあった。必要なときには，まずは患者に対して医学的に正確な脳死診断を行い，家族に偏りのない情報提供を行うように心がけてきた。過去25年間で私が経験した30例ほどでは，全例でわが子が終末期であることを家族が受け止めて，PICUでの看取りを希望した（1例は途中で翻意して在宅移行となったが）。そして，そのうち1例が，臓器提供を希望したのであった。

　今後の世界に目を移そう。これまでに世界のどんな国も経験したことがない未曾有の少子化が進みつつあるわが国では，現状の小児医療のレベルを維持するためにはPICUどころでなく，小児医療全体の集約化を進めるしかない状況である。これまで行政は，地域の病院の

小児科を存続し，小児科医を抱えたがり，「地域医療の安心・安全を守っています」という
ポーズをとってきたが，今後その対象となる小児患者がほとんどいない，すなわち小児科医
にまったく仕事のない状況が生じてしまっては，それも事実上不可能になる。今後は，望む
と望まないとにかかわらず，小児医療全体の集約化の進行が必定と予言しておこう。そし
て，そのなかで年に1人いるかいないか，ひょっとすると数年に1人，重篤な経過の末に死
亡する小児患者の診療を強いられるというような状況，これは医療安全の観点からもあり得
ないことも予言しておく。そのような患者は必ず，PICUのような集約化施設に広域搬送さ
れ，診療を受けることになるだろう。

　一方，集約先のPICUでは小児患者の死はすでに非日常ではない。救命治療を続けている
患者に対し，次に打つ手がないと判断したときにどうするか？　そこでの「希望を捨てては
ならない」という言葉はある意味，綺麗事である。そのようなときに私は，患者がこれ以上
無益な苦痛を受けることなくその短い人生を終われるように考えるし，また，それを家族が
受け止めて最後の時間を過ごすことが叶うよう考える。すなわち，ギアチェンジをして，小
児の看取りの医療を導入するのである。

　わが国でも小児の臓器提供が歴史をもつようになるにつれ，PICUでの重症心筋炎や急性
肝不全など，レシピエント側になる可能性のある患者の診療にも変化がみられている。現所
属施設では心臓移植は実施していないが，それだけに，あとは移植しか方法がないという患
者を（場合によっては循環補助実施下にでも）心臓移植施設まで搬送することが少なからず
ある。また，急性肝不全に対しては生体肝移植を実施している。そのようなレシピエント側
の患者の診療が増えてくると，その一方で自施設で患者が脳死の診断となり，ドナーとなる
可能性が出てきた場合には，条件が整えばぜひ家族に臓器提供について考えてもらいたい，
と衒いなく考えるようになった。これは，非倫理的な思考であろうか？　いや，これはすで
に25年前から，小児の高度医療が進んだ米国では常識であったのだ。

　世の中の人々の考え方は変化しつつある。「男性は」「女性は」といった紋切り型の表現は
陳腐化し，通用しなくなってきた。「日本人の死生観は」というフレーズも，同様であろ
う。そのような社会の到来を予期しておいたほうが，私たち自身の心の準備ができるという
ものである。

埼玉県立小児医療センター 小児救命救急センター

植田　育也

MEMO

Ⅱ章　小児例でとくに重要な知識・視点

小児の終末期に関する現状・課題

1

　小児医療は長足の進歩によって，かつては救えなかった多くの病気を克服することができるようになった。しかし，それでもなお早期の死を余儀なくされる子どもたちが存在している。死が避けられない終末期において，子ども本人はもとより，その家族にとっても，質が高く，苦痛のない，そして尊厳に満ちた生活を実現するためには，苦痛な症状の緩和，意思決定の支援，治療中から死別後まで継続的な家族の心理的サポートを含めた，全人的ケアを実践することが望まれる。

1　終末期における苦痛な症状の緩和

　死が近づいてくると疼痛に加えて，呼吸困難，嘔気・嘔吐，混乱，痙攣などさまざまな症状が高率に出現しやすくなる[1]。そして，これらの苦痛な症状は身体的な問題にとどまるものではなく，心理的な苦痛（「病気が悪くなっているのではないか」といった不安や「痛くてやる気が起きない」といった意欲の低下や気分の落ち込みなど）や，社会的苦痛（行動の制限による社会参加の制限，孤立など），さらにはスピリチュアルな苦痛（「こんなつらい思いをしながら生きていてもしょうがない」など）といった全人的な苦痛を伴い得る。子どもの尊厳が保たれ，快適な生活を過ごすためには，このような苦痛な症状が適切に緩和されていることが不可欠である。

　そして，子どもの苦痛を可能なかぎり適切に緩和することは，子どもの死を看取る家族にとっても大切な取り組みとなる。たとえ子どもが昏睡状態で，医学的には痛みを感じていないだろうと思われる状態であっても，子どもの痛々しい姿や侵襲の高い治療・処置を施されているのを周囲でみている家族にとっては，「かわいそう」「つらそう」と感じやすい。子どもと過ごす最期の時間は家族にとってかけがえがなく，なかでも子どもが安らかなことは何よりも大切なことである。家族は子どもと最後に過ごした時間をずっと心にとどめて暮らしていくということを常に配慮しなければならない。

2　終末期の意思決定

　治癒することが期待し得ない終末期においては，残された時間の過ごし方について関係者間で十分に議論・計画し，準備していく必要がある。具体的には，根治を目指す侵襲的な治療選択の是非，療養場所の選択，延命治療の是非など大切な課題について検討が必要であり，医療者と患者・家族が互いに協働して意思決定を進めていくことが求められる。

　その際，患者自身の意思・意向が尊重されるべきであることはいうまでもないが，子どもは発達

段階や判断能力において年齢による違いや個人差が大きいため，精神的な成熟度や自立の意向，周囲との関係などについて把握することが必要である。各々の発達段階や本来の性格，意向に応じて，意思を適切に汲み取りながら，よりよい協働の意思決定が実現できるように，医療者も家族も配慮することが望まれる。

終末期において避けられないのが「自然な死の受容」をめぐる検討である。生命の維持が子どもの利益であるかぎり，治療に全力を注がなければならない一方で，回復が見込めず死期の迫っている子どもに対しては，治療義務の限界を見定めて，効果の乏しい，あるいは侵襲的な治療を避け，自然な死を受容することの検討も必要になる。

「自然な死の受容」を検討するためには，その治療はどのような延命効果が見込めるのか，どのような苦痛を与え得るのか，効果と苦痛のどちらが勝るのか，そしてそれは誰が決めるべきなのか，といった事実判断と価値判断が必要になる。その判断は必ずしも容易なことではなく，とくに小児の終末期はジレンマに直面しやすい。それは本来，子どもの命を守ることは社会が大切にしている美徳であり，その思いを断念することは家族や医療者にとって容易ではないことに加えて，「その治療が子どもにとって有益なのか，それとも耐えがたい苦痛を強いているのか」という問題を誰がどのように決めるべきなのか，コンセンサスができていないことも理由となっている。とりわけ「脳死とされうる状態」の子どもの扱いに関して小児医療現場や社会的なコンセンサスは定まっておらず，より慎重な協議が求められる。

終末期の意思決定においては，医療者と家族，そして可能であれば子ども自身も含めて医学的妥当性を慎重に検討したうえで，十分に事実判断と価値判断を共有し，話し合いながら合意形成していくことが望まれる。

3　家族のサポート

終末期には，患者本人だけでなく家族にもさまざまな困難や負担が生じる。家族にとって子どもの死が近づいていることを冷静に受け止めるのは容易ではなく，介護することにも大きな不安やストレスを抱えている。家族の置かれているこのような状況を適切に把握し，多職種による継続的なサポートを提供することが望ましいことはいうまでもない。

そして，子どもに今後起こり得る問題について家族が事前に備えておくことは，生じたことに対して事後的に対応するのに比べて混乱が少なく安心して対応できることにつながり，ストレスが軽減されやすいだけでなく，やり直すことのできない大切な時間をより有意義に過ごし，将来に悔いを残さないためにも大切である。そのためには，死の看取りを含めた療養のあり方や緊急時の対応の仕方を子どもと家族の意向に沿って実施できるためのケア計画を，かかわるすべての者と家族で共有しておくことが望ましい。

また，きょうだいとのコミュニケーションも重要な課題となる。とくに看取りの時期には，きょうだいが適切な情報から疎外され，置き去りにされないように配慮しなければならない。突然，何も知らされずにきょうだいの死に直面することになると，不安や後悔，さらには罪悪感（幼い子どもは自分の何らかの行動がきょうだいの死を引き起こしたのではないか，といった思考が生じやすい：マジカル・シンキング）といった問題を生じやすいことを理解しておく必要がある。

4 死別後のサポート

死別は残された遺族にさまざまなグリーフ（喪失に伴う心理的な反応）や生活上の困難を生じさせる。とくに子どもとの死別は人間が経験する悲しみのなかでもっとも深く大きなものの一つであるといっても過言ではなく，家族のその後の生活に大きな影響を与え得る。子どもを亡くした親は，精神障害による入院の増加[2]や死亡率の上昇[3]といった深刻な健康上の問題が指摘されているのに加えて，これまで子どもを通じて培ってきた親としての役割や社会との関係を同時に喪失することも，その悲しみを深める要因となる（"double loss"とも表現される）。

そのため，子どもを亡くした遺族のケアやサポートの重要性が指摘されているが，子どもとの死別を経験した遺族のニーズは多様であり，それぞれのニーズに見合った多様なサービス，サポートが必要である。しかしながら，わが国ではこのような深刻な死別を経験した遺族に対するサポートを多面的・システム的に提供する体制が普及しておらず，適切なサポートを得ることは困難なのが現状である。死別後のサポート体制づくりはわが国において取り残されつづけている大きな課題であるといえよう。

【文献】
1) Goldman A, et al：Symptoms in children/young people with progressive malignant disease：United Kingdom Children's Cancer Study Group/Paediatric Oncology Nurses Forum survey. Pediatrics 117：e1179-e1186, 2006.
2) Li J, et al：Hospitalization for mental illness among parents after the death of a child. N Engl J Med 352：1190-1196, 2005.
3) Li J, et al：Mortality in parents after death of a child in Denmark：A nationwide follow-up study. Lancet 361：363-367, 2003.

MEMO

2 小児の脳死下臓器提供における 看護師の役割

　子どもに恵まれたとき，家族はその子の幸せな未来を想い描き，願い，子どもを迎える。子どもが脳死といわれる状態になり，いずれ家族の前からいなくなるということは，家族にとっては子どもの人生の終わりが早まったのではなく，子どもが育ち，限りなく続くはずの未来への道が突然中断することを意味するであろう。

　どうしても死が避けられないと知ったとき，希望を抱いてこれから歩むはずであった子どもの人生を想い描く物語のなかに，「臓器提供」という決断をする家族もいることであろう。

　看護師の役割は，このような家族の心情を理解し，臓器提供の有無にかかわらず，最初からお見送りのときまで一貫して子どもの尊厳を守り，家族が「子どものためにできることは，すべてしてあげられた」という思いで過ごせるよう，丁寧にケアすることである。

　臓器提供を行う予定であったとしても，特別な終末期の看護としてではなく，家族が子どものためにしてあげたいと願う看護・ケアを，家族の希望に寄り添いながらともに実践していくことが大切である。

1 環境を整える

　医学的管理の必要性から，子どもが多くの機器に取り囲まれる状況になるが，家族の写真やその子が好きな物をベッドサイドに置き，できるかぎり普段の子どもの生活空間に近づけ，家族とともに過ごせる空間を確保するよう工夫する。きょうだいや友人など子どもに会わせたい人との面会も，できるかぎり調整して実現する。

2 清潔を保つ

　定期的に，また必要に応じて子どもの清拭や洗髪，更衣をして身だしなみを整え，身体の清潔を保つ。家族の希望を確かめながら，家族とともに行うとよい。循環動態の安定やライン類の事故抜去防止のため，清潔ケアの際は必要に応じて複数の看護師で実施する。子どもが身に着ける寝衣は可能な範囲で，家族が希望する衣類を着せるか，上から被う。

　また，採血時に飛んだ血液が子どもの身体に付着したままになっている，あるいはシーツにこぼれたままになっていることのないよう注意する。

3　名前で呼ぶ

　子どものことは名前で呼ぶ。ケアの際には最後まで声をかけ，生きている子どもとして尊重されていることを表す。

4　家族の語りに耳を傾ける

　その子がどんな子どもであったのか，何が好きであったのか，何が得意であったのか，家族の思い出や悲しみなど，語られることばにできるかぎり耳を傾けたい。家族の気持ちや話に相槌を打ち，「……だったのですね」とことばをそのまま受け止めて繰り返すのでもよい。特別な決断をした家族として扱うあまり，看護師が消極的になり，家族を孤立させないことが大切である。家族の揺れ動く気持ちを受け止めて，必要に応じて臨床心理士やコーディネーターと連携し，チームでかかわる。

5　きょうだいに配慮する

　子どもが亡くなった後，「何もしてあげられなかった」とその子のきょうだいが自分を責めることがある。家族もどうしたらよいか思い悩んでいることが多い。きょうだいへの説明や面会について看護師のほうから声をかけ，家族の意向を確かめながら相談し，その機会を作る。説明前にはきょうだい児と面談して，心理状態のアセスメントを行うなど，必要に応じて臨床心理士や小児看護専門看護師などの専門職を活用する。

6　エンゼルケア

　手術室からご遺体が戻ってきた後，家族の希望を確認しながら，一緒にエンゼルケアを行う。その際も，大きな傷などは事前に覆っておく。身体の汚れや付着物を丁寧にふき取り，傷跡などを目立たないように整える。家族が持参した衣服を着せる。

7　看護師へのメンタルヘルスケア

　臓器提供のプロセスにかかわることで，看護師も精神的な負担を感じる場合がある。医療チームや看護チームにおいて，グリーフケアとして振り返りのカンファレンスをすることや，プロセスの途中でもカンファレンスで意見交換や方針検討を行うのみならず，さまざまな思いの共有ができるとよい。とくに，手術室担当の看護師が精神的に大きな負担を感じている場合がある。看護管理者は，担当する看護師の意思確認を行い，臨床心理士やリエゾンチームの活用など，臓器提供のプロセスにかかわったすべての看護師のメンタルヘルスケアに関して十分に配慮する必要がある。

3

小児の脳死下臓器提供における
医療ソーシャルワーカーの役割

医療ソーシャルワーカー（MSW）は，多くの患者が抱える心理社会的な問題を多面的に把握し，必要な支援・援助を行う職種である。

小児の脳死下臓器提供において，MSW は患者・家族ケアチームや臓器提供サポートチームの一員として，より家族と近い存在の医療スタッフになり得る。対人援助職としての技術を活かして家族との信頼関係を構築すること，家族の気持ちの表出がしっかりできるような環境をつくること，家族のニーズに対応することなど，家族のあらゆるサポートを行うことが重要である。

ここでは，小児の脳死下臓器提供において MSW が担い得る患児・家族支援の役割について，実際の経験をもとに紹介したい。

1　搬送直後からの介入・サポートと，意思の確認

患児の救急搬送直後から MSW が介入し，医療スタッフが診療に専念している間に並行して家族からお話を伺った。家族の心理サポートを行うとともに，救急隊やかかりつけ医から情報を収集し，初療中の医療スタッフに提供した。また，主治医からの家族説明に同席し，患児の状態や家族説明の内容，家族の状況を把握するよう努めた。

入院後も患児を担当し，家族の心理状況や，家族が今求めていることは何かを把握するために，家族が来院した際には MSW が病室へ顔を出し，お話を聴くよう心がけた。把握した家族の思いなどは，医師・看護師と共有した。

経過中，家族より「このまま回復が見込めない場合は，臓器提供ができるのかどうか」との質問があった。主治医・看護師とともに家族の臓器提供への強い思いを確認したが，この時点で当院は脳死下臓器提供の経験がなく，十分な院内体制も整っていなかった。そのため，NWCo・都道府県Co に相談し，家族が NWCo から臓器提供の一般的な話を聴く機会を設け，病院側では院内体制の構築に向けてのアドバイスも受けた。家族には，現在の治療を続けながら，今から院内体制を構築していくこと，家族の希望に添えない可能性もあることなどを説明した。

2　臓器提供の実現にむけた調整と支援

各診療科医師の理解を得るために医局会などで主治医とともに説明を行い，とくに小児科，脳神経外科，麻酔科との情報共有や連携を図った。他部署に対しても，説明会や臓器提供の勉強会を開催し，体制づくりの協力を仰いだ。また，患児や家族についての情報に関する窓口を MSW に一本

化し，MSWから全体に共有するという体制で調整を進めた。

　また，MSWは職種柄，平時からかかりつけ医や児童相談所，保健所，市のこども課，警察など
と連携をとっていることが多い。そのため，「被虐待児のチェックリスト」の照会についても
MSWと主治医で分担し，電話や文書で照会作業を行った。

　家族とコミュニケーションをとるなかで，両親からは学校の先生や友達の面会についての相談
や，子どもを抱っこしたいという希望があった。ベッドサイドでは気丈で決して弱音を吐かない父
親がMSWに弱音を吐いたことや，人気のない夕方に外来待合室の片隅で涙ながらに思いを語って
くれるのを聴いたこともあった。家族がどのように子どもと接したいと思っているのか，家族の気
持ちを把握しながら，少しでもその思いを叶えられるよう調整した。

　一方で，子どもが重篤な状態にある両親は，仕事を休職して子どもの看護に寄り添う選択をする
場合がある。この患児の両親は一時休職後に仕事復帰していたが，仕事の制限，家庭の収入の減
少，長期にわたる入院加療に若干の不安を感じていた。高額療養費制度はすでに利用していたが，
入院が長期になるにつれ，医療費の家計負担も懸念材料となった。そこで，患児の医学的状態で利
用できる医療費助成制度や社会福祉制度などをMSWが主治医とともに検討し，活用できるよう調
整した。入院約100日後に小児慢性特定疾患・重症患者認定の申請を行い，その後に身体障害者手
帳を取得して，重度心身障害者医療費助成事業の利用手続きを行った。家族には，障害児福祉手
当，特別児童扶養手当の受給手続きをお願いした。

③　臓器提供前後のサポート

　患児が「脳死とされうる状態」になり，主治医とともに家族の臓器提供に関する意思を再確認を
したが，その意向は変わらなかった。すぐにNWCoへ連絡し，脳死下臓器提供の手続きを開始し
た。NWCoからの説明の際にはMSWが家族サポート役として同席し，過度な緊張感なく家族と
NWCoが話を進められるよう心がけた。

　また，家族とのお話のなかで臓器摘出術後には提供臓器のお見送りをしたいという思いがあった
ため，すべての臓器を出口直前まで，家族全員と一緒にお見送りした。その際，摘出チームから家
族に「つないでいきます」という言葉がかけられ，家族は涙を流されていた。

　エンゼルケア後には「子どもを抱っこしたい」と願っていた両親の思いを汲み，お父さんが子ど
もを抱きかかえながら病室から車まで移動できるように配慮した。

④　当院での事例を振り返って

　当院におけるこの一例では，患者・家族ケアチームや臓器提供サポートチームを正式に立ち上げ
ることができず，またMSWが院内コーディネーターの委嘱を受けていたため，MSWが院内の調
整役として活動した。さらに，当院には臨床心理士が在籍していなかったため，臨床心理士が担う
心理的ケアの役割も看護師とともにMSWが担った。

　このように，小児の脳死下臓器提供において，MSWが担うことのできる業務は非常に多い。本
例では救急搬送時からMSWが介入したことにより，早期から家族との良好な関係を築くことがで

きたと考えている。また，医師からの説明などの場面にも可能なかぎり MSW が同席し，治療の方向性や家族の様子を主治医と共有できたことは，家族支援を行うにあたって非常に有用であった。臓器提供の手続きにおいて MSW が一貫して支援にあたることは，家族の抱える不安の軽減につながる安心材料となり，子どもの意思の代弁だけでなく，家族の自律を援助する "アドボケーター" としての役割を MSW が担うことができると考える。さらに，MSW としてできるかぎり家族の思いに応えられるよう調整を行ったことで，家族へのグリーフサポートにつながったと思われる。

　MSW が主治医との連携を密に図り役割分担を行ったこと，家族と臓器提供にかかわるさまざまな医療スタッフや NWCo との架け橋・仲介役となったことにより，円滑に小児の脳死下臓器提供の手続きを進めることができた。

　最後に，心がけたポイントを以下のとおりまとめておく。

1) MSW は家族の感情を把握し，思いを叶えられるように患者・家族の援助，グリーフサポートを行うこと。

2) MSW は家族のニーズを見極め，利用できる制度や社会資源を活用する支援を行うこと。

3) MSW は，家族と医療スタッフ，NWCo，都道府県 Co との架け橋・仲介役としてさまざまな情報を把握・共有し，連携や調整を行うこと。

4

臓器提供に関する院内教育とチームづくり

　2017年に内閣府広報室が「移植医療に関する世論調査」を実施している。そのなかの「あなたは，仮に，ご自分が脳死と判定された場合またはご自分の心臓が停止し死亡と判断された場合に，臓器提供をしたいと思いますか」という設問において，「提供したい」が41.9%，「どちらとも言えない」が33.1%，「提供したくない」が21.6%であった。この結果から，わが国においては，脳死下臓器提供がまだ十分に受け入れられていない状況にあると考えられる。

　本項筆者の所属する伊勢赤十字病院（以下，当院）において，18歳以下1例を含む4例の脳死下臓器提供を経験した時点で，院内に臓器提供に対する意識が根づいているかを確認するために，全スタッフ1,225名を対象としたアンケートを実施した。その結果，10%は臓器提供に反対であり，臓器提供の現場にかかわりたくないと答えた看護師は35%であった。このように，臓器提供のために診療・ケアを行うことに抵抗があるスタッフも少なくないのが現実である。

　であるからこそ，臓器提供を実現する体制の構築においては，「必要だから」という一言で強引に進めることなく，種々のスタッフが協調して取り組めるように努めるべきである。臓器提供に対するスタッフ教育やチームづくりは，体制構築を進めるための重要な土台となる。

1　臓器提供にかかわるチームメンバーに対する教育

　できるかぎり多くのチームメンバーに専門研修を院外・院内で受けてもらうことが重要である。JOTのホームページや都道府県Coへの問い合わせで情報を得て，JOT主催の研修会や日本救急医学会など各学会が主催するセミナーを活用するとよい。

　例えば当院の場合，院内体制を構築しはじめた段階では臨床検査技師が臓器提供に否定的であった。しかし，JOT主催の「救急医療における脳死患者の対応セミナー」に参加したことで臓器提供に対する意識が変化し，脳波検査に関してさまざまな工夫を行ってくれるようになった。臓器提供にネガティブな印象を抱いているスタッフにこそ，専門的な研修に参加する意義があると思われる。その後も当院では，大阪大学のエクステンション講座「移植医療システム特論」を含め，専門的な研修に看護師長や臨床検査技師，医師に参加してもらっている。

　とくに看護部門では，患者や家族から移植治療や臓器提供についての相談を受ける可能性がある脳神経外科，救命救急病棟，集中治療室，小児科病棟，透析治療室，手術部の看護師長などが研修を修了した。看護師長は，患者や家族と接する機会の多い若手看護師たちの相談者となるべき立場にあり，移植医療や臓器提供に関する知識を備えていることが望まれる。また，研修を受けた看護師長は「脳死とされうる状態」となる可能性のある患者に対してより注意を向けられるようにな

り，その発生時には速やかに臓器提供対策室に報告が上がるようになっている。各主要部門に専門研修を修了した看護師長が配置されていることで，家族への情報提供の機会を失することが少なくなる。

　家族への情報提供に関しても，臓器提供対策室が状況をいち早く把握することで，主治医と協議し臓器提供対策室のメンバーが実施することも可能になる。臓器提供の手続きが進行しても関連する主要部門に研修を受けたチームメンバーが配置されていることで，大きなトラブルが発生することなく連携できる。また，臓器提供に関する知識のあるリーダーが現場にいることにより，経験のないスタッフのストレス軽減，安心した対応につながる。

　このように当院では，関連する各部門のリーダーが臓器提供の専門研修を受けることで各部門のスムーズな連携を保ち，そのほかのスタッフをサポートできるチームを形成した。

2　施設全体の意識を高める教育

　臓器提供の迅速で適切な進行には，施設全体で移植医療に対する理解を深めていることが重要である。なぜならば，臓器提供例が発生すると，各種委員会の緊急招集，生理検査部門の体制，集中治療室の体制，手術部や麻酔科の体制など，予定されていた通常業務に少なくない影響が出るためである。この際にスムーズな協力を得るためには，院内勉強会が必要である。例えば，移植医療にかかわる専門医の講演や，研修を積んできた院内コーディネーターの講演，あるいは実際に臓器提供を経験した家族や臓器移植を受けた人の講演などである。都道府県 Co に問い合わせ，講演していただける人を紹介してもらうのもよい。

　例えば当院では，自施設で脳死下臓器提供を希望されながらも病状の問題から心停止後の腎提供に終わった患者の家族や，18歳未満の子どもの臓器提供を実現された患者の家族に，当院での対応内容をふまえてご講演いただいた。これにより，その患者・家族に直接関与したスタッフだけでなく，ほかのスタッフにも臓器提供に対する前向きな気持ちが生まれたと考えている。また，心臓移植を受けた患者の講演から，移植を待つ間の思いや移植前後の生活の変化といった実情を知ることで，臓器提供推進への思いを強くしたスタッフも数多くいた。

　医療関係者の講演だけでなく，患者や家族の思いを直接聞くことは，移植医療・臓器提供に対する意識を院内に根づかせる大きな原動力になる。臓器提供にむけた体制構築がまだの施設では，ぜひ臓器提供を経験した家族や移植を受けた人の講演を，院内研修として開催していただきたい。

3　チームづくりはマニュアルづくりから

　「チームづくりはマニュアルづくりから始まる」といっても過言ではない。マニュアルは，十分な知識をもっていないスタッフであっても対応できるように，細部にわたり丁寧に作成されなければならない。すなわち，多職種の通常業務にも目を向けて，多部門の情報を共有しなければ丁寧なマニュアルは作成できない。そのために，マニュアル作成時から関連する多職種にチームとして参加してもらうことが重要である。

　例えば当院では，マニュアル内にできるかぎり細かいタイムテーブルを組み込み，各職種ごとに

どのようなタイミングで関与しなければならないかの目安を示している（QRコード参照）。このタイムテーブルを確認することで，通常の予定業務に従事する時間を確保しやすくした。18歳未満の臓器提供事例用のタイムテーブルには，虐待防止委員会の開催や児童相談所などへの問い合わせといった，小児特有の欠かすことのできない手続きに関するタイミングも記載している。

タイムテーブル参考
へるす出版webサイトにリンクします

　誰もがすぐに理解することのできる丁寧で詳細なマニュアルを作成するためには，前述したとおり多職種がその作成にかかわって各部門の情報を共有することが必要であり，その共有がチームづくりの基礎ともなる。各部門の情報と臓器提供の専門知識を共有するチームリーダーたちがマニュアルを丁寧に作成すれば，一度でも臓器提供を経験したスタッフは難しい印象を受けず，施設全体が臓器提供に前向きになって進んでいく。患者や家族の思いを無駄にすることなく，臓器提供を的確に進行することができる施設になるはずである。

4　代理受傷に対するケア

　まず，「代理受傷」とは精神的用語である。いわゆる「二次受傷」のことであり，辛い体験を見聞きした者が，実体験者と同様の感情的・身体的苦痛を体験することを指す。犯罪にかかわった警察官や災害にかかわった救助隊員，患者に向き合った医療スタッフなどによく発生する。「共感疲労」と表現されることもある。

　臓器提供において，患者・家族のケアとサポートのためにMSWや臨床心理士を配置しておくことは重要である。しかし，臨床心理士の役割は患者・家族に対することにとどまらない。患者・家族の傍に寄り添って話を聞く医療スタッフも，患者・家族と同様に精神的ショックを受けて，通常の診療やケアで感じる以上のストレス反応を生じることがあり，そのようなスタッフのサポートも臨床心理士の重要な役割となる。

　実際に当院では，臓器提供終了後の数日以内に，チームメンバーの臨床心理士が，臓器提供にかかわった看護師を中心に無記名のアンケートを実施して全体のストレス状況を把握するとともに，代理受傷で強いストレスを感じているスタッフには個人面談の機会を設けてサポートするようにしている。とくに小児の臓器提供では，自分自身の子どもと患児を重ねてみてしまうスタッフが多いことに注意すべきである。

　このように，通常の医療以上に，臓器提供に携わったスタッフはストレスを感じている。ストレスを感じているスタッフに対しては理解を示し，ケアを実践しなくてはならず，臨床心理士は提供終了後にも重要な役割を担うことになる。スタッフの心理的ストレスに対するケアは，臓器提供に対するネガティブな印象を軽減し，施設の臓器提供に対する意識を維持することにもつながるため，チーム全体の重要な役目である。

5 シミュレーションの重要性

　成人例の臓器提供を経験した施設であっても，小児例では異なるところがあるため，小児例としてのシミュレーションを実施すべきである。シミュレーションを行うことで，臓器提供の流れの確認はもとより，各職種が自らの役割をイメージすることができ，些細な間違いなどの発見にもつながる。

　一方で，臓器提供の件数が決して多くないわが国の現状を考えると，シミュレーションの大きな目的の一つは，チームの連帯感と施設の臓器提供に対する意識の維持にある。シミュレーションの実施も院内教育の一つと考えて，2～3年に1回程度は開催することが望ましい。

6 まとめとして

　脳死下臓器提供に関しては，たとえ医療従事者であっても全員が受け入れているとはいえないのが現状である。そのため，臓器提供に携わるチームのメンバーは，全スタッフに対して協調性をもち，丁寧に進めていくことが肝要である。臓器提供には多部門の連携が必須であり，また，件数自体が少ないことから慣れないスタッフへのサポートも重要である。そのためには，臓器提供に関する知識を備えた各部門のリーダーを育成しておくことが肝要であり，専門知識をもった多職種からなるチームは，臓器提供に対する気風を施設全体で高めることができる。そして，「命をつなぐ」医療に参加できる尊さを分かちあい，継続しようとする土台が施設につくられることになる。

5

小児における法的脳死判定に関する補足事項

　ここでは，小児における法的脳死判定において判断に迷う事項や，法律やマニュアルの記述がわかりづらいと思われる事項について，現場での参考となるような内容を補足的に，参考文献を明示しながら解説する。法的脳死判定のより基礎的な手順については，シーン8-1「小児における法的脳死判定」を参照されたい（p.42）。

1　深昏睡の確認における両側性の完全麻痺の「両側性」「完全」とは

　マニュアルでは，「末梢性で両側性の三叉神経または顔面神経の完全麻痺が存在する場合は，深昏睡の判定は不可能」と記載されている〔法的脳死判定マニュアル，6ページ〕。片側でも求心性神経線維（三叉神経），遠心性神経線維（顔面神経）が障害されている場合は，顔面の動きを観察することは困難と考えられる。したがって，両側性ではなく片側性の顔面神経麻痺，三叉神経麻痺が存在する場合でも，深昏睡の判定は行わないほうがよいと考えられる。

　これらの脳神経の完全麻痺は理屈では理解できるが，脳死状態の患者で，顔面神経もしくは三叉神経の麻痺が「完全である」と診断する具体的な方法は不明である。臨床上は，不完全でもこれらの脳神経に麻痺があると判断した場合には，深昏睡の確認を行わないほうがよいと思われる。

2　瞳孔散大・固定の確認における瞳孔固定の意味

　瞳孔散大・固定の確認のなかで，ガイドラインによれば，「あらゆる中枢性刺激に対する反応が欠如していれば，施行規則第2条第2項第2号に規定されている「瞳孔が固定し」として取扱うことが適切であること」と記載されている。この「瞳孔が固定し」とは刺激に対して瞳孔径が変化しないという意味であると考えられるが，「あらゆる中枢性刺激」とはどのようなものか，どの部位にどのように加えればよいのかについては記載がみられない〔「臓器の移植に関する法律」の運用に関する指針（ガイドライン），6ページ〕。

3　補助者の数

　法的脳死判定時には多くの補助者が必要である。具体的には，手技の読み上げ係，前庭反射検査時のタイムキーパー，冷水準備係，カテーテルや膿盆を把持する係，冷水を注入する係，無呼吸テスト時の血液サンプルを搬送する係（数名）などがあげられる。

4　「脳死判定に関し豊富な経験」とは

脳死判定医の資格として，関連学会の専門医または認定医の資格をもち，かつ「豊富な経験を有する者」とされているが，この「豊富な経験」の数に特段の決まりはない。また，小児の脳死判定経験の有無についても言及されていない。各施設で判断することとなっている〔臓器提供手続に係る質疑応答集（平成 27 年 9 月改訂版），19〜20 ページ〕。

5　あらかじめ非常勤の「あらかじめ」の時期

脳死判定医を他施設から援助してもらう場合には，あらかじめ非常勤職員としての手続きを行っておく必要がある。ただし，この「あらかじめ」とはいつまでであるのかについては明記されていない〔臓器提供手続に係る質疑応答集（平成 27 年 9 月改訂版），20〜21 ページ〕。実際には，脳死判定医して承認されるためには倫理委員会などの承認が必要であることから，当該法的脳死判定に関して最初に行われる倫理委員会などの会議までに非常勤職員としての手続きをすませておくことが必要と考えられる。

6　脳死判定医の業務

法的脳死判定は，臓器の摘出または移植術にかかわらない医師が行うとされている。また，脳死判定医は臓器摘出時の患者管理を担当する医師（臓器摘出術の麻酔担当医）を兼ねることはできないと規定されている。一方，主治医が脳死判定医を兼ねることには問題がない。また，主治医とは別に患者管理を行う医師が脳死判定医を兼ねることはやむを得ないとされている〔臓器提供手続に係る質疑応答集（平成 27 年 9 月改訂版），21 ページ〕。ただし，法的脳死判定の場合は，2 名の脳死判定医のうち 1 名は，1 回目と 2 回目両方の法的脳死判定を継続して行わなければならないことに注意する〔法的脳死判定マニュアル，17 ページ〕。

なお，法的脳死判定そのものは署名を行った 2 名の判定医の連帯責任であるが，個々の検査手技は 1 名の医師が行ってもよい。また，脳波検査は判定医立ち会いのもと臨床検査技師が行ってもよい〔臓器提供手続に係る質疑応答集（平成 27 年 9 月改訂版），22 ページ〕。

7　脊髄反射・脊髄自動反射・ラザロ徴候と自発運動の区別

脊髄反射・脊髄自動反射は，自発運動とは異なることから脳死判定を継続することは可能である。自発運動との鑑別方法は「法的脳死判定マニュアル」に詳述されている〔法的脳死判定マニュアル，6〜7 ページ〕。ラザロ徴候に関しては，YouTube などを参考にするとよい。

8　薬物に関して

　法的脳死判定上問題となる薬物は，中枢神経作用薬（静脈麻酔薬，鎮静薬，鎮痛薬，向精神薬，抗てんかん薬）と筋弛緩薬である。これらの薬物の投与が行われた場合，血中から消失する時間には個人差があり，消失の確定は困難である。血中薬物濃度が院内で早急に検査できればよいが（トライエージ® DOA など），それができない場合には外注検査となり，結果判明までに数日を要するため実際的ではない。「法的脳死判定マニュアル」では，「通常の一般的な投与量であれば24時間以上経過したものであれば問題はないと思われる」と記載されている〔法的脳死判定マニュアル，5ページ〕。

　しかし，その「通常の一般的な投与量」がどの程度の量であるのか，例えば『日本医薬品集』に記載された量であるのか，明確な記載はみられない。そのため，上記薬物の投与量が多いと考えられる場合には，最終投与から判定開始までの時間を24時間ではなく48時間，あるいは72時間など，より長くする工夫を考慮する。

9　知的障害者とは

　「法的脳死判定マニュアル」において「知的障害者等の臓器提供に関する有効な意思表示が困難となる障害を有する者」は法的脳死判定の除外例とされている。しかし，この「知的障害者」を定義した文言はみられないし，年齢に関する記載もみられない〔法的脳死判定マニュアル，5ページ〕。「知的障害者」かどうかの判断は現場の判断に任されている。

　実際の現場では，小児の知的障害の判断に迷う場合は基礎疾患やIQ，そのほかの医学的情報をふまえて，主治医のみならず院内の倫理委員会などで慎重に判断されている。知的障害と判断された小児では，たとえ両親（親族）に提供の意思があり，虐待が完全に否定されたとしても，臓器提供はできないのが現実である。また，知的障害者については心停止後の臓器提供も見合わせることとされている〔臓器提供手続に係る質疑応答集（平成27年9月改訂版），7ページ〕。

　なお，知的障害者は臓器提供できないのが現実ではあるものの，知的障害と判断する基準，あるいは知的障害者からの臓器提供についてはいまだ定まった見解はないため，専門領域における議論が続けられている。

10　重篤な不整脈とは

　「法的脳死判定マニュアル」に生命徴候の確認として記載されている「重篤な不整脈」について，どのようなものかは規定されていない〔法的脳死判定マニュアル，6ページ〕。死戦期にみられる不整脈が重篤か重篤でないか（法的脳死判定に耐えられるか，耐えられないか）は現場の判断に任されている〔臓器提供手続に係る質疑応答集（平成27年9月改訂版），26ページ〕。

11 重症呼吸不全とは

「法的脳死判定マニュアル」で無呼吸テスト実施の除外例とされている「重症呼吸不全」について定義はみられない。「低酸素刺激によって呼吸中枢が刺激されている」状態がどのような状態かどうかについても記載されていない〔法的脳死判定マニュアル，16ページ〕。重症呼吸不全の判断は現場に任されている〔「臓器の移植に関する法律」の運用に関する指針（ガイドライン），6〜7ページ〕。

12 前庭反射消失確認時の氷水について

前庭反射検査時に使用する「氷水」は，「法的脳死判定マニュアル」では「氷水（滅菌生理食塩水）」と記載されていること，鼓膜損傷の場合は滅菌生理食塩水を使用するように規定されていることから，使用する氷水は滅菌生理食塩水と考えてよい〔法的脳死判定マニュアル，9ページ〕。

では，「滅菌生理食塩水の氷水」とは一体どのようなものであろうか。感染予防の関係で病棟から製氷機が撤去された昨今では，バッグに入った滅菌生理食塩水を氷水にするには工夫を要する。自験例では，「脳死とされうる状態」の判定をすると思われた段階で，コンビニエンスストアで多めに氷を購入し，大きな膿盆に水道水と氷，バッグに入った滅菌生理食塩水を入れ，冷やして準備している。このようにすると，実際の判定までに要する時間で十分に冷えた「氷水」に等しいと考えられる滅菌生理食塩水を作ることができる。

滅菌生理食塩水を冷凍庫に入れると，バッグが膨らんで滅菌生理食塩水が凍るため，避けたほうがよい。また，滅菌生理食塩水を滅菌ビーカーなどに移して，そこに氷を入れてはならない。その場合，滅菌生理食塩水が氷によって滅菌ではなくなり，また生理食塩水が溶けた氷で薄まって生理食塩水ではなくなってしまうからである。

なお，バッグに入った滅菌生理食塩水は，一側の検査で必要量吸引した後，再度膿盆の氷水に浸して温度の上昇を抑えている。6歳以上の小児の場合は片側50 ml・両側100 ml，6歳未満の小児の場合は片側25 ml・両側50 mlが必要である〔法的脳死判定マニュアル，9ページ〕。

13 外耳道の異物について

前庭反射検査時に確認が要求される外耳道異物とは，耳垢あるいは血餅，凝血塊のことである。しかし本来の意味は，これらの異物を除去し，鼓膜を確認することである。すなわち，前庭反射検査時に氷水（滅菌生理食塩水）が鼓膜に到達することを確認しなければならない〔法的脳死判定マニュアル，9ページ〕。外耳道異物を誰が確認するのかについては記載がみられない。主治医などが行ってもよいと考えられるが，困難な場合は耳鼻科医師などに依頼したほうがよい。

14 2回の法的脳死判定の間隔時間の「以上」について

小児の法的脳死判定では2回の判定を行う間隔が，6歳以上では6時間以上，6歳未満では24時

間以上と定められている。ただし，6 時間「以上」，24 時間「以上」の「以上」について明確な基準は定められていない。通常は延長しても数時間と考えられるが，延長の合理的な理由を記録に残すことが要求されている〔臓器提供手続に係る質疑応答集（平成 27 年 9 月改訂版），30〜31 ページ〕。

15 時刻合わせについて

　法的脳死判定に際しては，前庭反射検査時に時間経過の測定が必要であったり，脳死判定記録書や検証フォーマットの多くの箇所に時刻を記載する必要がある。したがって，法的脳死判定を行う際にはタイムキーパーを設置して，タイムキーパーの時計に合わせて記録したほうがよい。また，判定開始前に参加するスタッフの時計をタイムキーパーの時計に合わせておくとよい。

16 法的脳死判定中に困ったときは

　法的脳死判定中に解決できないような疑問・問題点が発生した場合は，まず「法的脳死判定マニュアル」を参照し，それでも解決できないときは NWCo に相談するとよい。NWCo は数多くの法的脳死判定を通じてさまざまな問題を経験している。担当コーディネーターが解決できない場合は，JOT を介してほかのコーディネーターの援助を得ることもできる。

【参考文献】
1）臓器の移植に関する法律（平成 21 年 7 月 17 日改正）.
2）臓器の移植に関する法律施行規則（平成 22 年厚生労働省令第 80 号）.
3）厚生労働省：「臓器の移植に関する法律」の運用に関する指針（ガイドライン），2017.
4）平成 22 年度厚生労働科学研究費補助金厚生労働科学特別研究事業「臓器提供施設における院内体制整備に関する研究」：脳死判定基準のマニュアル化に関する研究班：法的脳死判定マニュアル，2011.
5）平成 22 年度厚生労働科学研究費補助金厚生労働科学特別研究事業「臓器提供施設における院内体制整備に関する研究」臓器提供施設のマニュアル化に関する研究班：臓器提供施設マニュアル，2011.
6）厚生労働省：臓器提供手続に係る質疑応答集（平成 27 年 9 月改訂版），2015.
7）厚生労働省：法的脳死判定記録書（18 歳未満の者に脳死判定を行う場合）.
8）厚生労働省：脳死下臓器提供に関する検証資料フォーマット（様式 1）.
9）厚生労働省：脳死下臓器提供に関する検証資料フォーマット（様式 2）.

いのちに向き合う
中学・高校・大学の授業

　臓器提供における家族の意思決定には，「ドナー本人の生前の意思」「家族メンバーの臓器提供に対する態度」「施された医療に対する満足度」の3要素が影響し[1]，家族間の対話の重要性が報告されている[2]~[4]。小児臓器提供における家族の意思決定において，とくに，日ごろから親子で対話をし，お互いの想いを知っておくことが重要であるが，その機会は決して多くない。

　家族との対話が生まれるもっとも有用なきっかけとして，学校の授業で取り上げられることが考えられるが，従来，中学校・高等学校の教育において，移植医療についての授業は，社会科[5]，理科[6]~[8]，総合的な学習の時間[9]~[10]などで単発的に行われるにすぎなかった。しかし，大きな外部環境変化が訪れた。2019年4月より中学校において「特別の教科 道徳」（以下，道徳科）が必修化され，7社の教科書に，移植医療が「生命の尊さ」を学ぶ題材として掲載された（**表1**）。これにより，多くの中学生が，移植医療について考える機会を得ることになった。

　ここでは，その中学校の道徳科における移植医療に関する授業の実際，さらには高等学校，そして大学における授業の実践例を提示し，継続的に，移植医療を通して生命の尊さについて「自分ゴト」として考える機会について，提案する。

1　中学校における道徳科の授業
—臓器移植を題材に「生命倫理」について考える

1. 道徳科が扱う現代的な課題

　これまで道徳科の教材として教科書に掲載されてきたものを振り返ると，生命の誕生の神秘や難病と闘う人の手記などが比較的多く，メッセージ性は大変強いが，生徒たちが自身の生活のなかで「自分ゴト」として考えるのには難しく，深まらずに終わってしまうことが少なくなかった。一方で道徳科学習指導要領解説には，それぞれの学年の発達段階をふまえ，**表2**[11]のような指導の観点が示されている。

　生命尊重の学習は，学校の教育活動全体を通じて行うべきものである。日々の授業や行事でも道徳科のあげる内容項目の一つ「生命尊重」を体験活動などで学ぶ機会はある。しかし，行事などでの学びは，生徒それぞれの立場や役割，また，その時々の環境が微妙に異なり，同じ行事を経験しても，受け止め方が異なっている場合がある。

　そのため，道徳科の授業で「生命尊重」を学習することは大切なことであり，しっかりとおさえておくべき重要な課題の一つである。また，現代科学や医療技術の発達に伴い，現代を生き抜く生徒たちは，今まで人類が経験したことのない問題に遭遇する可能性がある。そのとき，その問題か

表1 中学校道徳科の教科書における臓器移植の掲載概要

出版社名	教科書名	学年	教材名	概要
学校図書	輝け 未来 中学校道徳	2	大きな木	兄の死により提供することに なった苦悩（物語調）
教育出版	中学道徳 とびだそう未来へ	3	家族の思いと 意思表示カード	姉の死で苦悩する父母（物語 調）
日本文教出版	中学道徳 あすを生きる	3	臓器ドナー	臓器移植をめぐる2つの立場
廣済堂あかつき	中学生の道徳 自分をのばす	3	ドナー	臓器移植をめぐる2つの立場
学研教育みらい	中学生の道徳 明日への扉	3	あなたの命は 誰のもの	移植医療に関して6人の立場 からコメント掲載
光村図書	中学道徳 きみがいちばんひかるとき	2	つながる命	新聞記事として掲載
日本教科書	生き方を創造する	3	臓器移植を めぐる命と心	移植医療に対しての考え方 （随筆調）

表2 小学校・中学校学習指導要領解説「特別の教科 道徳」内容項目の指導の観点

学年	指導の観点
小学校1～2年	生きることのすばらしさを知り，生命を大切にすること
小学校3～4年	生命の尊さを知り，生命あるものを大切にすること
小学校5～6年	生命が多くの生命のつながりのなかにあるかけがえのないものであることを理解し，生命を尊重すること
中学校生	生命の尊さについて，その連続性や有限性なども含めて理解し，かけがえのない生命を尊重すること

〔文献11）より引用して作成〕

ら逃げることなく，正面から向き合って，自分なりに判断し，よりよく生きていくことや，いかに医療技術が発展していくとしても，命への尊さについての考え方は普遍的に変わらないと判断できる力を育てていかなければならないと考えられる。「臓器移植」をテーマとした教材は，このような生命倫理について，生徒とともに考えることができる道徳科の教材であるといえる。

2．授業実践①：Aちゃんの繋いだ命—臓器移植を題材とした「生命の尊重」

1）教材と授業構成

筑波大学附属中学校における道徳科の授業実践例を提示する。

教材は，日本臓器移植ネットワーク（JOT）が2016年2月25日に公表した，東海地方の病院でインフルエンザ脳症による脳死と判定された女児の両親の手記である（**図1**）。父親は，悩んだ末に臓器提供を決心したといい，女児には「もしいやだったらゴメンね」と語りかけ，本人の代わりに下した決断に苦悩した。母親は，「お母さんをもう一度抱きしめて笑顔を見せて」と，娘を失った思いをにじませている。

本手記を教材に用いた意図は，「生命の尊さ」や「生きること」について，生徒らが自ら考える

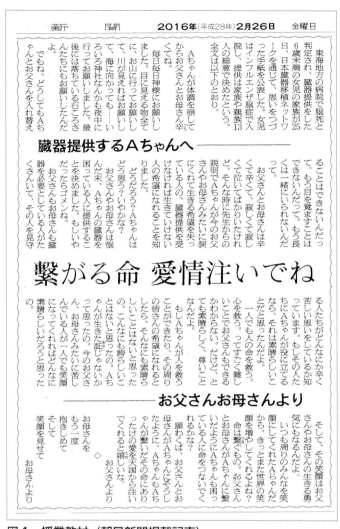

新聞の見出し：

朝日 新聞　2016年(平成28年)2月26日　金曜日

東海地方の病院で脳死と判定され、臓器提供をした6歳未満の女児の家族が25日、日本臓器移植ネットワークを通じて、思いを綴った手紙を公表した。女児はインフルエンザ脳症で入院し、提供は家族や親族13人の総意で決めたという。全文は以下のとおり。

臓器提供するＡちゃんへ

Aちゃんが体調を崩してからお父さんとお母さん辛くてね。

毎日毎日神様にお願いしました。目に見える物全てに、お山に行っては川が見えればお願いして、海に向かっても……いろいろ神社なんかも夜中に行ってお願いしました。最後には落ちている石ころさんたちにもお願いしたんだ。

でもね、どうしてもＡちゃんとお父さんを入れ替えることはできないんだって。もう目を覚ますことはできないんだって。もう長くは一緒にいられないんだって。

お父さんとお母さんは辛くて辛くて、寂しくて寂しくて泣いてばかりいたけれど、そんな時に先生からの説明でＡちゃんが今のお父さんやお母さんみたいに涙にくれて生きる希望を失っている人の、臓器提供を受けなければ生きていけない人の希望になれることを知りました。

どうだろう？Ａちゃんはどう思う？いやかな？

お父さんやお母さんは悩んだ末、Ａちゃんの臓器を困っている人に提供することを決めました。もしやだったらゴメンね。

お父さんもお母さんも臓器を必要としている人がたくさんいて、その人を見守ってくれて、いなくなってしまったら、とても辛いことだと思ったんだよ。

一人でも人の命を救う。ってすごく難しいことでお父さんもお母さんも心を救う。だけど、とても素晴らしく、尊いことなんだよ。

もしＡちゃんが人を救うことができたり、その周りの皆さんの希望になれるとしたら、そんなにも素晴らしいことはないと思ったの。こんなにも誇らしいことはないと思ったの。Ａちゃんが生きた証じゃないかって思ったの。今のお父さんやお母さんみたいに苦しんでいる人が一人でも笑顔になってくれればどんなに素晴らしいだろうと思った

繋がる命　愛情注いでね

の。

る人たちがどんなにか辛く苦しい思いをしているか知っています。もしその人たちにＡちゃんが役に立てるなら、それは素晴らしいことだと思ったんだよ。

そして、その笑顔はお父さんやお母さんの生きる勇気にもなるんだよ。いつも周りのみんなを笑顔にしてくれたＡちゃんだから、きっとまた世界の笑顔を増やしてくれるよね？

お父さんとお母さんがＡちゃんに繋いだけの愛を天国から注いでくれると嬉しいな。

もしＡちゃんとお母さんがＡちゃんに繋いだように、Ａちゃんもありったけの愛を天国から注いでくれると嬉しいな。

―――お父さんお母さんより

お父さんとお母さんはもう一度抱きしめてそして笑顔を見せて

お母さんより

◇

お父さんより

図1　授業教材（朝日新聞掲載記事）

態度を育てること，ならびに，手記に多くの価値（かけがえのない家族の絆，子を思う両親の愛情など）が含まれており，臓器移植という題材から，命の大切さ，家族愛，当たり前の日常を送れることの幸せなど，多面的・多角的に物事を考えさせることであった。

授業構成は，次の三段階である。

①展開：「臓器を提供することになった女児の家族側」と「臓器提供を受ける側」のそれぞれの立場からグループトークを行い，多面的・多角的に考えさせる。

②中心場面：「Ａちゃんがつないだその命」について考えさせ，父親にはどのような思いが込められているのかを考えさせ，生命の尊さについて考えさせる。

③終末で：母親の文章から「子どものことを思う親の思い」について考えさせる。

2）授業を終えた生徒の感想

授業後の生徒の感想（原文まま）を示す（中学校3年，男子Ｏ君）。

命をつなげて他の違う命を救うって聞くと本当に凄いことだと思った。命ってなんだろう。生きているという象徴みたいなものだと思う。生きるってなんだろう。

　悩むこと，考えること，悲しむこと，喜ぶこと，辛いこと，嬉しいこと。全部生きてるって言うことだと思う。そう考えると，本当に素晴らしいことだと思った。もし自分が父親の立場だった時「同じことができたか」と思うとできないのではないかと思う。自分がいざそうなった時そんな簡単に結論は出せないと思う。だからお父さんたちの決断に感動した。Aちゃんはどんな気持ちだろう。やっぱりもっと生きたかったよな。人の役に立ててよかったのだろうか。Aちゃんがどんな気持ちだったかはわからない。けれど人の命を小さな少女が救ったって尊敬すべきことだと思う。

3．授業実践②：救急医による講演

　「Aちゃんの繋いだ命」の授業を実施した後，卒業期を迎えた生徒たちに中学校での学びの集大成として，「いのちを考える」をテーマとした授業を設定し，小児救急医（富山大学附属病院・種市尋宙医師）による講演を行った。生徒たちにとって，小児科医は生活のなかで身近な存在ではあるが，診療以外で話を聞く機会はほとんどない。道徳の授業で「臓器移植」を題材に学習した後に，常に命と正面から向き合う仕事をされる現場の医師から話を聴ける機会は，大変貴重な経験である。以下に，講演を聴いた生徒の感想を一部紹介する（中学校3年，女子Aさん）。

　臓器移植に関するお話をされると伺っていたので，その素晴らしさだと思っていた。しかし，実際には全く違い，あげたい，あげたくない，という権利があり臓器提供は正義ではないという言葉が私の偏見をとってくださいました。（中略）移植医療のことをしっかりと学習せず，移植という道を知らずに終わることは，間違いだと思います。だから私は，自分の親に縁起が悪いなど言われても自分の意思を示しておきたいと思うようになりました。それは，今回の学んだことを自分のこととして捉え，考え続けることが大切だと思ったからです。決めることは重たいけれど，今回の授業をきっかけに家族と話そうと思いました。本日はありがとうございました。

4．道徳科の授業における考察

　今日，教育現場で抱える課題は年々非常に多くなってきている。そのどれ一つをとっても彼（女）らにとっては重要なことであり，多感な時期に学習してほしいと願う課題ばかりである。

　移植医療に関する授業を行うために配慮したことは，生徒に意思表示カードの記入を促したり，「臓器移植の有効性」のみを伝えるようなことをしたりすることなどは，絶対に避けなければならないということである。実際に中学校教育現場の教師には，そのような面から「臓器移植」を扱う教材にどのように向き合うか悩んでいる者も少なくない。しかし，「臓器移植」を題材に生命の尊さを考えることは，上記感想を述べた女子生徒Aさんのように，これからの自分の生き方について真剣に考え，そして家族との絆を考えることになるきっかけとなる。今後，学習したことを深めるためにも，学校の現場に，移植医療にかかわる医師やコーディネーター，移植者を招聘する環境を整備していくことが大切になっていくと考える。

高等学校の保健体育科における授業

1. 中学校・高等学校の保健体育科における臓器移植の位置づけ

　小学校，中学校，高等学校の各教科学習指導要領において，「臓器移植」という言葉が記載されているのは，高等学校学習指導要領保健体育編のみである。

　中学校，および高等学校の保健体育科における授業構成を**表3**[12)13)]に示すが，中学校においては，（1）健康な生活と疾病の予防の「健康の成り立ちと疾病の発生要因」や「健康を守る社会の取組」について学ぶ箇所で，臓器提供・臓器移植が取り上げられるのが適切と考える。しかし実際には，4社の教科書のうち，1社の教科書においてコラム欄に記されている程度である。

　一方で，高等学校においては，（4）健康を支える環境づくりの「保健・医療制度及び地域の保健・医療機関」に関する単元で，臓器提供・臓器移植が取り上げられる。2社の教科書のうち，1社では詳細に記載されており，1社はコラム欄での記載となっている。

2. 授業実践：高等学校の保健体育科における移植医療の授業

　高等学校2年間で履修する保健において，「生老病死」をテーマとした授業を展開している。1年次は，主に「生」にスポットを当て，日常生活のなかで「いのち」について，新聞やニュースを通して情報をキャッチし，友人や家族と自然に会話をする習慣が身につくように心がける。2年次は「老」「病」についても触れて，徐々に「死」について考えていけるようにしていく。そのうえで，誰にでも訪れる「死」について，高齢者問題，尊厳死・安楽死問題などを取り上げながら，今後の自分や家族に「死」が直面するような機会が訪れたらどうするかなど，これからの生活に結びつけて授業を進めていく。

　移植医療については，2年目に約10時間かけて実施している（**表4**）。多様な人々が携わり，家族の気持ちが大きくかかわる移植医療のストーリーは，現代社会において，生徒たちが「いのち」について考えることに最適な題材といえる。

　授業を進めるうえでは，以下の5点に留意している。

　1）4つの権利（あげたい，あげたくない，もらいたい，もらいたくない）について導入でじっくり時間をかける。すぐに選択させるのではなく，ゆっくりと自分の意思を決定すればよいことと，その決定した意思は今後の人生の途中で何度も変わってもよいものであると繰り返し伝える。なかには，よく考えたけれど，まだ決まらないという生徒も多くいるため，「まだ決まらない」を加えて"4つの権利＋1"としている。

　2）「死」とは難しい問題であることを念押しする。思考が緩やかになる傾向，および停止してしまう生徒もいるため，時間をかけながらリラックスするように働きかける。また，身内などの不幸の経験や，ペットが亡くなったばかりであるなど，授業を聞くことが辛いときには，保健室で休むことを前もって許可しておく。

　3）移植医療を勧める発言をしない。移植医療とは，生命科学の発展と，その医療への応用であり，現状の日本の倫理，法律，社会問題に即して，正しい知識を理解したうえで，自分ゴトとして考えることの重要性，および決まった考えや正解がない点を強調している。知識を詰め込むのではなく，いかに生徒たちが主体的に，自分で考えるかという点に重きを置いている。

表3　保健体育科における授業構成

	３年間の時間数・単位数	保健分野の授業内容
中学校	体育分野：267 単位時間程度 保健分野：48 単位時間程度	(1) 健康な生活と疾病の予防 (2) 心身の機能の発達と心の健康 (3) 傷害の防止 (4) 健康と環境
高等学校	体育：7〜8 単位 保健：2 単位*	(1) 現代社会と健康 (2) 安全な社会生活 (3) 生涯を通じる健康 (4) 健康を支える環境づくり

*原則として 1・2 年次に履修

〔文献 12) 13) より引用して作成〕

表4　高等学校の保健体育科における移植医療の授業カリキュラム例

1 時間目	導入，４つの権利＋1
2 時間目	脳の特徴，脳の機能局在
3 時間目	死とは，死の種類（心停止と脳死）
4 時間目	提供と移植，臓器の種類
5 時間目	脳死と植物状態の違い
6 時間目	許容（搬送・手術）時間，法的脳死判定
7 時間目	世界の歴史，日本の歴史
8 時間目	欧米との死生観の違い，件数
9 時間目	免疫，拒絶反応，HLA，匿名の原則
10 時間目	コーディネーターの講義
11 時間目	問題点，まとめ，宿題提示（図２を使用）

　4)「臓器提供意思表示カード」は提示するのみで，全員に配布しない。その理由は，「提供したい人が持つカード」であると誤解する生徒も散見されるためである。家族と話し合いを行った後に希望する生徒のみにカードを手渡すことで，誤解を避けている。

　5) 最後に「家族と話そうシート」（**図2**）を配布し，家族と話す時間を設けるように働きかける。

3.　授業に対する生徒と保護者の感想，および考察

　毎回の授業後にリアクションペーパーを書く時間を必ず設けている。以下に，生徒と保護者の反応の一部をあげる。

　臓器移植について学び，自分の死，他人の死を考えると，生き方が変わってきた。

　日本人の考え方と海外の考え方の違いを知り，今でも臓器移植についてテレビや新聞に載っていると，目を向けて，家族と話し合っている。

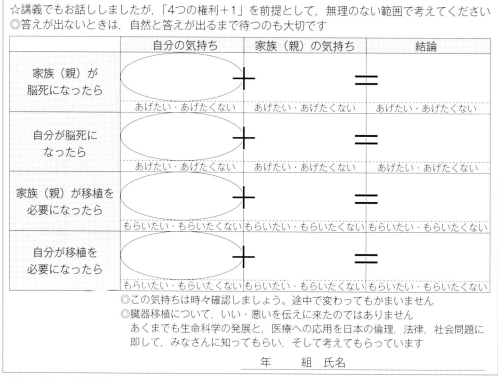

☆講義でもお話ししましたが，「4つの権利＋1」を前提として，無理のない範囲で考えてください
◎答えが出ないときは，自然と答えが出るまで待つのも大切です

	自分の気持ち	家族（親）の気持ち	結論
家族（親）が脳死になったら	あげたい・あげたくない	あげたい・あげたくない	あげたい・あげたくない
自分が脳死になったら	あげたい・あげたくない	あげたい・あげたくない	あげたい・あげたくない
家族（親）が移植を必要になったら	もらいたい・もらいたくない	もらいたい・もらいたくない	もらいたい・もらいたくない
自分が移植を必要になったら	もらいたい・もらいたくない	もらいたい・もらいたくない	もらいたい・もらいたくない

◎この気持ちは時々確認しましょう。途中で変わってもかまいません
◎臓器移植について，いい・悪いを伝えに来たのではありません
　あくまでも生命科学の発展と，医療への応用を日本の倫理，法律，社会問題に
　即して，みなさんに知ってもらい，そして考えてもらっています

　　　　　　　年　　　組　　氏名

図2　家族と話そうシート

　私は小学生の頃，よく平気で友人に向かって「死ね」という言葉を使っていたことがありました。けれど，授業を受けてから，そのような言葉を軽々しく言ってはいけないことがわかりました。反省しています。

　小学3年生の時に父を亡くしました。今まではただ辛いだけでしたが，先生の授業を受けて新しい考えや知識が増え，今までと違った視点から死に向き合うことができるようになりました。

　誕生から死ぬまでの過程を学び，考え続けることができるようになりました。何気なく生活していたけど，生や死を考えるようになって，1日1日を大切にするようになりました。

　週に一度，夕食後に娘から話しはじめ，家族で討論する貴重な時間をもてました。

　移植医療についての授業において，ただ単に知識を提供するのではなく「いのち」について考える "きっかけ" を提供することに重きを置いて授業計画の作成に取り組み，実施している。上記のとおり，授業を通し，自分ゴトとしてアウトプットすることによって，自らの考えが形成され，死生観が変化していく様子がわかり，その成果が認められる。

3 大学における一般教養の授業

1. 大学において教育を継続する意義

　大学生は，運転免許証の新規取得，健康保険証の入手など，意思表示媒体に触れる機会が人生でもっとも多い。医療系の大学生は，生命倫理，および専門の授業で移植医療に触れる機会があるが，大学生のうち87.3%を占める非医療系大学生は，移植医療を通して命について向き合う機会がほとんどないのが現状である。より多くの大学生に，「生命の尊さ」を考えつづける機会を提供するためには，一般教養における授業の提供が適切と考えられる。

2. 授業実践：「移植医療と良心」

　同志社大学の一般教養における授業実践例を提示する。

　「良心学：良心を実践する」と称するオムニバス授業のうち，「移植医療と良心」をテーマとした2回の授業を実施した。学部を越えて多くの受講者がおり，移植医療と良心とは親和性が高いと考えたためである。

　授業の到達目標は，①移植医療を社会システム，科学技術コミュニケーションの視点で考えること，②移植医療における良心とは，臓器提供をすることではなく，自己の内面と対話し，同時に社会的な問題にも関心を向ける（自己・他者とともに考える）ことであると気づくこと，③臓器提供の意思決定は自己決定の一つであると認識すること，である。また，高校生までとは異なり大学生では，意思決定をして意思表示行動の意図をもたせることを行動目標とし，その意思表示行動の変容メカニズム[14]に基づき，授業コンテンツを設計した（**表5**）。

　1回目の授業は，自身，家族，レシピエント，ドナー家族と異なる立場で考えた場合に生じるギャップの要因について深く考え，問題意識をもつことを目的とした。2回目には，その問題を解決するために自ら何ができるのかを考え，行動意図をもつことを目的としたPBL（project based learning）型授業とした。

　なお，授業による変化を測定するため，回答への倫理的配慮を行ったうえで，1回目の開始時，2回目の終了時に，移植医療に対するイメージ，態度，知識，意思表示の行動変容段階，意思決定の意味についてwebアンケートツールで調査を行った。

3. 授業の結果と考察

　2017年度，2018年度の受講生のうち，定量調査への回答者1,022人における分析結果を提示する。臓器提供に対する授業前のイメージについては，役に立つ（84.5%），よいこと（79.8%）と感じている一方で，不安（74.4%），身近ではない（83.3%）と感じていること，すなわち，役立つよいこととは思うが，自分ゴトと思っていないという現状が示された。知識については，正答率が13.5〜75.5%と幅があり，提供プロセスに関する正答率が低かった。2回の授業後，正答率は増加し，不安，身近ではないというイメージが減少した。授業前後の意思表示行動について，YES/NOにかかわらない意思決定率は26.1%から35.9%に，意思表示率は8.8%から13.6%に増加した。また，臓器提供の意思決定について想起する言葉に関するワードクラウドによる分析の結果，授業後には「家族」「誇らしい」が頻出した。

表5　大学の一般教養における移植医療の授業コンテンツ例

授業1回目：移植医療を多様な視点で考えるアクティブラーニング型授業
1）授業の目標・概要説明，webアンケート調査への回答 2）多様な立場で考える①：4つの権利について，自身，両親の場合を考え，そのギャップがなぜ生じるのかを考えて，グループ討議を行う 3）レシピエントのお話（30分）：移植前後の実際だけではなく，移植者の葛藤について知る 4）ドナー家族の立場を知る（ビデオ5分）：ドナー家族の思いを知る 5）多様な立場で考える②：各立場を知ったうえで自分の意思に向き合い，知る前との変化について考え，グループ討議を行う
授業2回目：自己決定の重要性を認識し，主体的に問題解決を目指す問題解決型授業
1）前回アンケート結果のフィードバック：現状を認識する 2）意思決定に必要な正確な知識の提供：誤解を解き，知ることで不安が軽減する体験をする。どのような知識が態度決定に影響を及ぼすかを考える 3）自己決定に必要な要素を考えるワーク：なぜ自己決定を躊躇するのか，どのような要素があれば決定したいと思うのかを考え，共有する 4）主体者となるワーク：大学生を対象に意思表示の輪を広げる主体者になった場合に，どのような施策を策定するかを考え討議する 5）webアンケート調査への回答

　多様な立場の視点取得に基づき考え討議すること，意思決定に必要な正確な知識の主体的取得，当事者意識の醸成で構成する授業が，不安を低減し，意思決定を自分ゴトととらえてその行動に対する自己効力感が醸成されることが示唆された。

4　いのちに向き合う継続的な教育に関する提案

　中学校，高等学校，大学の授業実践を通して，移植医療を題材として「生命の尊さ」を考える教育の重要性が確認された。今後，中学校，高等学校，大学，そして社会人に至るまで連続的に，移植医療を通して生命について自分ゴトとして考える機会を提供する環境整備を行う必要がある[15]。

　教育の拡がりに伴い，移植医療の専門家ではない教師がその教育に携わる。専門用語の解説や当事者の声，多様な模擬講義などを参照できる授業準備のための支援ツールが必要である。これに関しては，本書監修の研究班にてwebサイト[16]を開設しており，活用されることが望まれる。

　また，今後さらに実践が進み，自我寛容（自分とのかかわりのなかで登場人物との心情を共有すること）が深められる授業が多くの学校で展開されていくことが必要であり，そのためには，教科書へ掲載される教材も洗練されていく必要があると考える。

　一方，各学校においては，教育課程を軸に教育の改善・充実させた「カリキュラム・マネジメント」の実現を目指すことが望まれる。そのなかで，生徒たちが「いのち」についての考えを深めるため，移植医療の授業は，教科化された道徳と，理科，社会，保健体育，総合的な学習（高等学校は総合的な探究の時間）の時間を中心に，小学校・中学校・高等学校，大学との接続を意識し，発達段階をふまえて系統立てていくことが不可欠である。

　どのように生き，どのように死ぬか，決めるのは自分である。しっかり決断ができるように若いころから「いのち」に向き合う機会を得ることが必要である。移植医療を題材とした継続的な授業

を通して，「いのち」について，友人や現在の家族，そして将来の家族と話し合うことができる生徒が一人でも多く育ち，社会の認識が深まっていくことを願っている。

【文献】
1) 瓜生原葉子：医療組織のイノベーション；プロフェッショナリズムが移植医療を動かす，中央経済社，東京，2012.
2) Burroughs TE, et al：The stability of family decisions to consent or refuse organ donation：Would you do it again? Psychosom Med 60：156-162, 1998.
3) Harris RJ, et al：Consenting to donate organs：Whose wishes carry the most weight? J Appl Soc Psychol 21：3-14, 1991.
4) Tymstra T, et al：Experience of bereaved relatives who granted or refused permission for organ donation. Fam Pract 9：141-144, 1992.
5) 山梨八重子：中学生を対象にした「脳死・臓器移植」授業プログラムの開発とその評価．熊本大学教育実践研究 28：65-74, 2011.
6) 槇本直子：高校生の生命観；高3「生物」授業での意識調査より（理科）（教科研究）．名古屋大学教育学部附属中高等学校紀要 37：66-74, 1992.
7) 鈴木哲也：理科教育における生命倫理の授業開発（1）；「脳死と心臓死」から「クローンとES細胞」への連続した授業を通して．埼玉純真短期大学研究論文集 2：73-79, 2009.
8) 内田隆，他：参加型テクノロジーアセスメントの手法を利用した理科教材の開発；臓器移植法案を題材としたシナリオワークショップの実践．日本理科教育学会理科教育学研究 53：229-239, 2012.
9) 一柳武，他：総合的学習に向けての現代社会の試み．東京学芸大学附属高等学校大泉校舎研究紀要 24：1-18, 1999.
10) 平田渉：「いのち」を考える授業の実践；臓器移植を題材にした特別活動．横浜国大国語教育研究 13：21-33, 2000.
11) 文部科学省：中学校学習指導要領（平成29年告示）解説；特別の教科道徳編，2017.
12) 文部科学省：中学校学習指導要領（平成29年告示）解説；保健体育編，2017.
13) 文部科学省：高等学校学習指導要領（平成30年告示）解説；保健体育編，2018.
14) 瓜生原葉子：行動科学でより良い社会をつくる；ソーシャルマーケティングによる社会課題の解決，文眞堂，東京，2021.
15) 日本学術会議臨床医学委員会移植・再生医療分科会：提言；我が国における移植医療と再生医療の発展と普及，2020.
16) 厚生労働科学研究費補助金移植医療基盤整備研究事業「小児からの臓器提供に必要な体制整備に資する教育プログラムの開発」研究班：「生命の尊さ」を伝える広場ホームページ．
https://www.seimeisonchou.com/

7

移植医療に向き合った家族の立場から

　2010年に臓器移植法が改正される前の日本国内では，子どもは脳死下で臓器を提供することも，提供を受けることもできませんでした。当時，成人には認められていた医療が，子どもには与えられていなかったのです。

　2007年8月に長男が誕生。翌年，生後10カ月で拡張型心筋症を発症しました。風邪の症状が長引き，高熱から緊急受診となった大学病院。X線写真に写し出された心臓の大きさは，胸の2/3を占めるほどの大きさでした。当初は心筋炎かもしれないと，治療効果に期待して過ごす日々でした。しかし，心不全から輸血が必要になり，呼吸状態の悪化から人工呼吸器が必要となるまでに，それほど時間はかかりませんでした。

　できることなら輸血はしたくない。でも，輸血をしなければ生きられない。人工呼吸器が必要になっても挿管の際には麻酔を使用するため，五分五分で命を落とす可能性もある。でも，挿管しなければ生きられない。一つひとつの医療行為の同意書に，不安と希望を織り交ぜながらサインしました。サインを一つするたびに，リスクを覚悟し，突きつけられる現実。親として代諾することの責任を痛感しました。

　本人の意思はわからない。でも，息子が生きるためにする選択。それを前にして，どんなに重いものであっても，親として「NO」という選択肢はありませんでした。

　一つひとつの諦めや不安を希望に変えて，心筋炎が治るように，同意した医療行為に終わりがくるように，と願う日々。しかし，その願いは届かず，長男は拡張型心筋症であるという診断が下されたのです。

　入院から2カ月ほどが過ぎたとき，担当看護師から「お父さんとお母さんは，移植は考えているの？」と質問されました。臓器移植が必要な状態なのであれば，主治医から提示があるはず。それまでは，移植が必要だとか，移植を受けるかどうかということは考えられないと伝えると，主治医との面談の場が設けられました。

　全身状態や病状，心臓移植が必要であること，国内では子どもの脳死下臓器移植が行えないこと，移植を受けるのであれば海外で行うことになること，渡航移植では募金活動が必要になること，移植医療は誰にでも平等に与えられている医療ではないこと，主治医個人の考えとして移植を簡単には勧められないこととその理由を，丁寧に説明してくれました。また，心臓移植を考えるのであれば，セカンドオピニオンを受けておくことも勧められました。日本国内では，成人には選択できる脳死下臓器移植。それが，子どもには行われないこと。そのことを知らなかった自分自身に

も，子どもが置き去りにされている状況にも，大きな怒りが湧いてきたことを覚えています。

　それでも，移植を受けないという選択は，すなわち国内で対症療法をしながら死を待つこと。移植を受けるのであれば，どのような状況になったとしても海外に渡航しなければならず，どちらも厳しい選択ではあるけれど，生きつづけるには移植しかない。それはわかっているのに，息子が生きるために移植を受けることを決めようと考えると，病気になったのも本人の寿命なのではないか，日本で行われない子どもの移植を海外に行ってまですることなのか，本人はどうしてほしいのか，逡巡するばかりで，どこにもその答えを与えてくれる人はいませんでした。

　生きてほしい。私の命に代えても。代われるものなら代わりたい。しかし，どんなに願っても祈っても，代わることはできない現実。生きてほしい。どうやって。そこまでして。どこまでやるのか。同じことが頭のなかで巡るばかりでした。

　答えが出ないまま，それでも答えを求めて，都内の大学病院でセカンドオピニオンを受けました。

　「移植医療で大事なことは，ドナーさんの命を生かすこと。レシピエントの状態が悪くなりすぎて移植後に生きられないようであれば，2人の命をなくすことになる。本来，レシピエントにとっては自分の臓器で生きられるのが最善であり，自分の臓器の状態がよければ移植は必要ない。そのことを考えたうえで評価をすると，息子さんの場合は厳しい。また，移植は受けたら"バラ色"だと思われても困る」

　心臓移植後の患者を多く診ている医師が私たちに告げたのは，このような内容でした。

　移植医療を"バラ色"だと思ったこともなく，できることなら移植手術を受けさせたくはない。しかし，それを受けなければ息子が生きつづけられる可能性はない。そこにしか，生きられる術はない。目の前で動けなくても力強く生きている息子。人工呼吸器に頼っても，点滴やさまざまな機器に繋がれていても，笑うことも，泣くことすらできない体力でも，生きている。その姿を前に，生きられる方法があることを知った。その方法が国内では叶わないからと，それが本人の寿命だからと考えて，諦められるだろうか。

　目の前で生きる息子と許されるかぎりの面会時間を過ごしながら，息子の1歳の誕生日が近づいてきました。その日を，家族そろって笑顔で過ごせるのなら，息子が生きたいと願っているのだと受け止めて，移植を目指そう。入院してから，触れることも許されず，刺激になるからそっとしておくようにと医師から言われ，声をかけることすらできなかった日々のことを考えると，息子が笑顔で誕生日を迎えられることすら，奇跡に思えました。

　そして，入院から3カ月が経過した1歳の誕生日。息子は，人工呼吸器，胃管，点滴，尿道留置カテーテル，Aラインなどが挿入されたなかでも，笑顔でした。

　移植を受けると決めてから，移植医のいる施設で移植後のフォロー受診ができるようにと，カルテ診を受けに行きました。ちょうどその頃，日本移植学会総会が大阪で開催されていて，タイミングが合ったので参加してみると，海外で心臓移植を受けて1年も経っていない子どもたちも学会に参加していました。その姿をみて，正直に，心から驚きました。私が抱いていた移植後のイメージとは大きく異なる，溌剌と瞳を輝かせながら走り回る子どもたち。言われなければ，誰が移植を受けた子どもなのかわからない。瞳が，皮膚が，髪の毛が，すべてが，移植後のイメージからかけ離

れた姿でした。

　こんなにも日常に溶け込んでいる子どもたちに出会い，移植にむけた気持ちは一気に固まりました。息子が生きるために。ドナーさんと一緒に，輝く笑顔で生きられる。子どもたちの身体のなかでドナーさんがともに生き，輝いている姿に，心から感動した瞬間でした。

　しかし現実は，そうはなりませんでした。
　移植を受けると決めた後も，海外で受け入れてくれる病院を探したり，その病院に移送するための手配をしたり，想像以上にさまざまなハードルがありました。それらを何とか乗り越え，海外に渡航し，移植登録も済ませた。しかし，渡航から数日で体調が急変し，息子は亡くなりました。

　最期，心臓マッサージをされるなかで，助からない息子を見守りながら，臓器を提供することを願いました。彼に生きてほしい。この強い気持ちが，病気を発症して最初の誕生日を迎えてからの私の願いでした。息子が生きること。それが，移植を受けるという決断をしたことも含めた，私の願いのすべてだったのです。
　その息子が亡くなる。その現実を受け入れる瞬間，死の先にある臓器提供という希望を最後の願いにしました。受ける側から，提供する側に。彼の身体と生きることはできなくても，心停止後に角膜だけでも提供できるならば，どこかで生きる彼と同じ空を見つめることができるかもしれない。どこかで，生きていてくれていると感じることができる。その想いは，私の最後の大きな希望になりました。
　しかし，当時の日本では，子どもは脳死下で臓器を提供することはできない。いま，息子の臓器を提供することはできない。この事実に直面したとき，二度目の死亡宣告を受けた気持ちになり，心停止に陥ったとき以上に大きなショックを受けました。本当に，息子が死んでしまった。息子が生きるために，生きてほしくて，さまざまな選択をしてきました。しかし，臓器提供ができないとはっきりしたとき，病理解剖は必要だったのか，そのための身体の傷は必要だったのか。心停止という死を受け入れた瞬間，提供が無理だとわかっていたならば，心臓マッサージも何もしないで安らかに眠らせてあげるべきだったのではないか。こみ上げてくるのは，そのような思いでした。
　臓器提供を望んだ先に提供できなかった辛さが，死を迎えた後ではさらに辛く，厳しいものになることを知ったのです。

　海外に渡航したからといって，必ず助かるわけではない。当然のことではありましたが，それでも，医療現場の文化や制度の違い，死別後の葬儀や火葬に至るさまざまな場面で湧き上がってきたのは，悲しみ以上に怒り。成人は国内で完結するのに，子どもだけが自国で救われない。移植医療は子どもも成人も，国内で完結させるべきであると，心の底から感じました。
　もう二度と，国内で臓器移植を受けられない/臓器提供ができないことで，私たちと同じ気持ちになる人，同じ立場になる人を出したくない。ただその一心で，帰国後は息子の渡航に協力してくれた友人たちに支えられながら，臓器移植法を改正するための署名を集めました。結果，約3万人の署名を預かり，国会議員に提出しました。そして，子どもたちも移植を受けられる内容になった臓器移植法が改正される瞬間を，実際に国会の場で見守ることができたのです。

しかし，臓器移植法改正から10年が経過した今も，脳死下での臓器提供は5類型施設でのみ実施されています。レシピエントは移植を受ける施設を選ぶことができますが，ドナーとなり得る人は，自身が搬送された医療機関が5類型施設かそうでないかで，脳死下臓器提供の可否が決まります。もし，搬送されたのが5類型施設ではなかった場合にも，脳死下臓器提供を理由にした5類型施設への転送は認められていません。すなわち，臓器提供を諦めるか，心停止を待って臓器提供・組織提供を行うことになるのです。5類型施設の役割やドナーを守るための制度が，臓器を提供する権利を奪っているように感じます。

　一方で法改正後，子どものレシピエントは小腸も含めたすべての臓器移植が保険適用になりました。心臓移植のために待機している患者のための補助人工心臓（VAD）も，患者・家族の訴えがあり，治験から異例の速さで保険適用となっています。さらに，子どもから提供された臓器が高齢者に届いたことが国民に広く知られたときには，子どもの臓器は子どもへという意見があがったことで，子どもの臓器は子どもへと優先的に提供されるようになりました。

　このように，生きている人の声は官公庁や国に届きやすく，場合によっては保険制度やルールを変えることもできます。法改正からしばらく時間が経過し，小児例の臓器提供が新型コロナウイルス感染症の影響があるなかでも総数の8〜9％を占める今こそ，現在の臓器提供を取り巻く環境の見直しを再度，検討してもらいたいと願っています。どうか，医療のなかで，脳死下に臓器提供をすることを決めた子どもと家族を取り巻く環境が，当事者への負担となり後悔させる結果とならないように。すべての人に，提供する権利，提供しない権利，移植を受ける権利，移植を受けない権利が与えられ，護られるように。

　誰もが，臓器移植を必要とするような病気にはなりたくないし，臓器提供をするような場面に立ち会いたいと思って生きてはいません。しかし，万が一，自分自身がその立場になってから声をあげても，制度はすぐには変わりません。声をあげて，次世代につなげることはできても，自分の大切な人は救えないし，その願いは叶わないのです。訴えることが難しいドナーさんとドナーファミリーのために，これからも変わりつづけていくことを願います。

　制度や環境を変えることが重要である一方で，ドナーさんと家族が臓器提供後に社会から認められるということ，そこにも移植医療の発展や成功のカギがあると考えます。では，社会から認められるとは，どういったことなのでしょうか。

　日本臓器移植ネットワーク（JOT）では，「グリーンリボンキャンペーン」など移植医療の普及・理解のための活動が行われています。このような働きかけは社会に向けられたものであり，社会全体が移植医療を理解し，臓器を提供すること・提供しないことが一つの選択肢として非難することも，されることもない環境がつくられることは，もちろん重要です。一方で，ドナーファミリーが個人として，臓器を提供したことを心から「よかった」と落とし込める（理解する・受容する）ためには，レシピエントからの手紙（サンクスレター）や，JOTを通じたレシピエントのその後の経過報告，そのような個別の取り組みも大きな役割を担っていると考えます。

　しかし現実には，ドナーファミリーにレシピエントからのサンクスレターが1通も届かない場合があります。そこで例えば，提供を受けたレシピエントの施設関係者からサンクスレターを届けることや，提供施設からサンクスレターを書くことも，ドナーファミリーに感謝の気持ちを伝える方

法になり得るのではないでしょうか。実際に，骨髄バンクを介した造血幹細胞移植では，レシピエント側の施設の医師や看護師がドナーさんへサンクスレターを届けています。手紙をもらったドナーさんのなかには，「まさか，医療スタッフから手紙がもらえると思っていなかった」「自分がしたくて提供したことなのに，レシピエントさん以外からも感謝されているとは思わなかった」と，涙を流して話される方もいます。

　社会全体の理解も必要ですが，提供後に誰かから「ありがとう」と感謝の気持ちを届けてもらえることは，「提供してよかったのだろうか」という心の片隅の迷いや後悔の種を吹き飛ばしてくれると感じますし，「認められている」という肯定感も生み出してくれるのではないでしょうか。そして，それがひいては，移植医療全体の発展にもつながるはずです。

　現在ではテレビ番組などでも，子どもの臓器提供を決断されたご両親が当時の気持ちを発信してくれるまでになりました。その映像を見たときに，レシピエントになることもドナーになることも，誰も最初から望んでいるわけではない。しかし，親として家族として，そのような状況に置かれたときに感じる気持ちは同じなのだと，改めて気づかされました。

　レシピエントのためにドナーを増やしてほしいのではありません。死を受け入れた先に，ドナーとして自分の大切な人を手放してでも，その先の未来を誰かとともに生きてほしい。ドナーファミリーの，そのかけがえのない決断を，無にしてほしくない。それが，レシピエントの家族とドナーの家族，それぞれの立場を経験した私の心からの願いです。

〔中澤奈美枝〕

【謝　辞】

本書を出版するにあたり，事務連絡や経理，研究支援をいただきました

埼玉医科大学リサーチアドミニストレーションセンター　佐藤　勝茂　課長

埼玉医科大学総合医療センター総務課・経理購買課の皆様

研究班秘書　鬼原　弘美　様

に心より感謝を申し上げます。

《製作スタッフ》
カバー・表紙デザイン　上向由里絵（株式会社へるす出版）
漫画・イラスト制作　　佐田みそ

小児版 臓器提供ハンドブック

定価（本体価格 2,600 円＋税）

2021 年 7 月 21 日　第 1 版第 1 刷発行

監　修　令和元年度厚生労働科学研究費補助金 移植医療基盤整備研究事業
　　　　「小児からの臓器提供に必要な体制整備に資する教育プログラムの開
　　　　発」研究班
発行者　佐藤　枢
発行所　**株式会社　へるす出版**
　　　　〒164-0001　東京都中野区中野 2-2-3
　　　　☎(03) 3384-8035〈販売〉
　　　　　(03) 3384-8155〈編集〉
　　　　振替 00180-7-175971
　　　　http://www.herusu-shuppan.co.jp
印刷所　三報社印刷株式会社